做對3件事

不怕醫療糾紛
改善醫病關係

為自己而戰　醫法雙修

鄧政雄　醫師　著

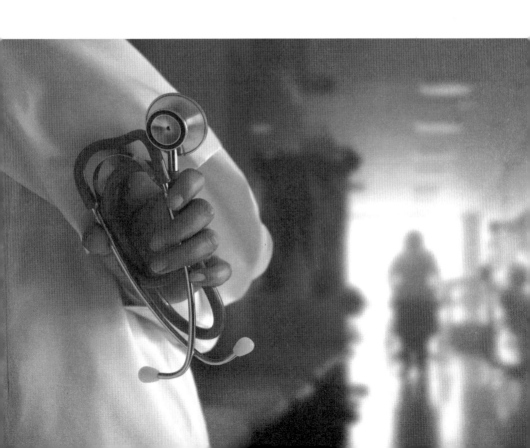

社會各界領袖與專業人士推薦

　　「視病猶親」的觀念必須考量實務，並以法律作為後盾，如此理想才有機會跳脫理論，得到具體實踐。本書可協助醫師掌握醫療法律要點，在行醫時符合規範，目的並非只求自保，更重要的是奠定行醫的安全感，唯有如此，才能無後顧之憂地發揮醫療所長，並推動起正向循環的醫病關係。

陽明大學校長　　郭旭崧

⤳⤲

　　本書將複雜之醫病法律關係由繁入簡，僅以三件事情，直指醫病糾紛核心，不但發前人之所未見，並多有創新，尤其以幽默風趣之口吻，淺顯易懂，確為不可多得之好書。

東吳大學校長　　潘維大

⤳⤲

　　鄧醫師能將醫糾的繁複問題，用案例及極白的文

字，深入淺出的說明，再配合自己研析的觀點——老鄧給個說法。這就是因為鄧醫師個人兼具醫界與法界跨界的特質，才能有的實用、精闢的著作。

律師、台北市政府衛生局醫事審議委員會委員
暨醫糾調處委員　江淑卿

৵৹৶

鄧醫師將他多年鑽研的心得，包含對資淺醫師的叮嚀、向資深醫師的提醒、同民眾溝通的經驗、與法律專業人士間的印證等等一切成果，結合了專業的演說式表達技巧，寫出這本好書，絕對是一場精采絕倫的醫療法律 TED SHOW。

台灣高等法院檢察署智慧財產分署檢察官　朱帥俊

৵৹৶

現在鄧醫師更將他上過課程的三大核心觀念：告知義務，病歷記載及錄音的重要性等，結集成冊，以幫助更多的醫護人員，能在醫療照護、救死扶傷的路上可以更勇敢。

律師、崇和法律事務所法務長　倪秋華

৵৹৶

隨著我們的熟識，我終於理解老鄧醫師 π 型人的生活性格。老鄧將他的兩項專業加上文筆與寫作，搭配演講、簡報與教學，他不僅是 T 型人，更是未來最受歡迎的 π 型人。

知名講師、作家、主持人　謝文憲

🙠🙡

跨領域專業能力的整合，是最困難也最有價值的能力。我們都笑稱鄧政雄醫師是學霸！因為他不僅橫跨醫療跟法律專業，甚至在簡報、教學、表達以及不同的跨領域專業，都有極為傑出的表現。相信這本預防醫療糾紛、改善醫病關係的好書，一定會為大家帶來跨領域的突破跟收穫！

知名簡報教練　王永福

🙠🙡

不管在演講或這本書中，老鄧都以實際的案例，配上風趣的語言，甚至設計了令人印象深刻的標語，讓沒有法律基礎的臨床醫師能夠立刻抓到重點。這是一本每個牙醫師都該詳讀的書。

台大醫院牙科部補綴科主任、亞洲顳顎障礙症學會理事長　陳韻之

🙠🙡

老鄧將日常行醫中所可能遇到的一些醫療糾紛一一寫下，文筆清新，說著一個個你我都可能遇到的故事，讓我們從歷史中學習；從病人意識角度以及法律角度去分析每一個案例，這本書實在是每位牙醫師需要的法普書！

台北榮民總醫院口腔顎面外科主任　羅文良

✿

鄧政雄醫師以自身對法律的專業與熱情，仔細審視牙醫與醫師習以為常的各種執業情境，發現有太多細節均可能產生法律爭議。佛心大發，全部用白話寫給你知道，每個案例更附畫龍點睛的「老鄧給個說法」，幫您清楚總結！

醫師、新思惟國際創辦人　蔡依橙

✿

這本書由幾十個案例所組成，都是由一個小故事鋪陳、教你應該怎麼拆、最後告訴你可以怎麼做。小故事言簡意賅、平鋪直敘；「應該怎麼拆」則是老鄧用自己的法律素養，來拆解這環節中的種種狀況；「可以怎麼做」很像是一場演講最後的 call to action。

醫師、台灣菲斯特顧問　楊斯梧

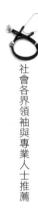

❧❧❧

醫療糾紛日增，給醫師、護理師與院所造成很大壓力，甚至無法把心思完全放在「醫療」本身，而採取比較多的防衛性醫療。看了本書後恍然大悟，以新觀念改善醫病關係，醫師將可在安全的環境中發揮所長，醫治病患、拯救生命，為彼此創造雙贏。

長春藤全球健康生物科技公司執行長、台灣美容外科醫學會理事、
前高醫醫院整形外科主治醫師　孫一峯

❧❧❧

鄧醫師的課程與書對於臨床工作大有助益，因為在做好三件事的過程中，治療計劃能擬定得更完善，醫師對病人將更有耐心，而且因為有充分的準備，執行醫療業務時也更具信心，可以放心地專注在治療上，並以坦然、平和的態度看待醫病關係。

台大醫院牙科部補綴科主治醫師、牙醫學系助理教授　王東美

❧❧❧

因為知道了善良的武器是什麼，知道扭曲的弱點在哪裡；讓我在崩壞之中，得以保有對醫學的熱情，還有對人性的信任。

中國醫藥大學附設醫院減重外科、乳房外科主治醫師　鄭伃書

၆၈

　　我所看見的是關心社會、為同業發聲的慈祥醫者，同時也是一位主持醫界公道的法律人。曾經參與兩次「為自己而戰」公開課，解決了現實生活中自身緊繃的醫病關係，如今鄧醫師能將寶貴經驗結集成書，實在是醫療從事人員之福。

牙醫師、維藝美學牙醫診所執行長　羅士傑

〈專文推薦一〉
推動醫病關係的正向循環

郭旭崧

　　在醫療與法律交會的領域中，鄧政雄醫師耕耘了許多年，成果令人刮目相看。他是陽明的傑出校友、優秀的牙醫師，在執業之餘完成了東吳法律專業碩士班的學業，並登上演講台，精進簡報技巧，與大眾分享他醫法雙修的專業見解與心得。我剛開始時半信半疑，後來得知鄧醫師開辦講座，受到學員熱烈回應，接著還撰寫新書，深感佩服。陽明大學也與鄧醫師接洽，邀請他回母校演講。

　　在讀鄧醫師《做對三件事，不怕醫療糾紛、改善醫病關係》新書文稿時，頗有閱其書如見其人之感。一般而言，法律相關書籍大多枯燥無味，但本書流暢明瞭，行文風趣，充滿創意的表達方式，例如「多說一句話，多寫一件事，多按一個鈕」、「行醫紀錄

器」……，縮短讀者與法律之間的距離，大幅提升可讀性。書中案例皆根據真實來源，或援引法院判決，在實務上對醫師大有助益。

醫學教育一向重視「視病猶親」，互信是醫病關係重要的一環。但現今醫療環境中，許多醫師付出心血與心力，卻換來醫療糾紛的打擊，或心灰意冷地採取防衛性醫療，或甚至轉換生涯跑道，對社會大眾的健康照護是嚴重的損失。

針對日益惡化的醫病關係，現階段尚無有效的改善方案。我認為，「視病猶親」的觀念必須考量實務，並以法律作為後盾，如此理想才有機會跳脫理論，得到具體實踐。

鄧醫師這本書可協助醫師掌握醫療法律要點，在行醫時符合規範，目的並非只求自保，更重要的是奠定行醫的安全感，唯有如此，才能無後顧之憂地發揮醫療所長，並推動起正向循環的醫病關係。

當然，一般民眾也可從書中理解醫師的立場，應有助醫病關係，更有益於自身福祉。我對〈醫師，你

幫我決定就好〉一章,特別有感,該章提到病人常想讓醫師幫自己做出醫療處置的決定。事實上,這對醫師是相當大的負擔與壓力,因為即使是面對自己的親人,醫師也未必能代為決定,更何況是其他人。當病人提出此一要求時,很可能讓自己與醫師暴露在糾紛的風險中。針對這類問題,鄧醫師也指導了化解危機的處理原則與步驟。

本書以預防醫糾為手段,以改善醫病關係為目標,只要做對三件事就能安心行醫,特此推薦。

（本文作者為陽明大學校長）

〈專文推薦二〉
化繁為簡，直指醫病核心

潘維大

　　政雄醫師是本校法律專業碩士班（碩乙組）畢業
之高材生，畢業時曾獲斐陶斐會員之榮譽（畢業生前
1%的學生），在多年從醫後再重新學習法律，並且
有斐然之成果，值得稱許。

　　本書將複雜之醫病法律關係由繁入簡，僅以三件
事情，直指醫病糾紛核心，不但發前人之所未見，並
多有創新，尤其以幽默風趣之口吻，淺顯易懂，確為
不可多得之好書。

　　每一種專業都有屬於專業領域的特殊名詞、用語
或習慣，在專業人士眼中這些名詞用語、習慣皆耳熟
能詳，甚至於視為理所當然。但在非該專業人士的眼
中，這些內容如似天書，例如《民法》中爭議保留的
條文「表意人無欲為其意思表示所拘束之意，而為意

思表示者，其意思表示，不因之無效。但其情形為相對人所明知者，不在此限。」此條文乍看或乍聽之下，非嫻熟法律者恐怕是一頭霧水。根本搞不清楚意思表示到底為有效或無效。因此如何把專業之語言、文字轉換為一般人可理解之內容，除了需嫻熟法律本身之外，還要深入理解其內涵與意義，用大眾能理解之語言表達清楚。本書恰如其分的將此要求做到極致。

我教書時常跟同學說，法律人很重要的兩個能力，第一個是由簡化繁的能力；第二個是由繁化簡的能力。政雄醫師已真正能做到化繁為簡，正中要害，確為東吳大學法學院優秀校友。

（本文作者為東吳大學校長）

〈專文推薦三〉
做對三件事:告知、病歷與錄音

江淑卿

　　由於自己是法律人,無論如何研讀相關醫療說明、資料文獻等,均認自己的知識不夠用,所以需要請教各科的專家。

　　認識鄧政雄醫師是幾年前在處理台北市衛生局醫療爭議事件的調解會議中,他是牙醫師公會派來參與會議,協助病患及家屬了解病情並提供醫療專業意見,在會中相當訝異鄧醫師對於《醫療法》相關法規及民、刑事有關醫療糾紛的案例,均有深入的見解,經詢問後始得知其為跨醫界與法界的高手,難怪!

　　這是真實的場景:在調解過程事件中,醫師提出薄薄的兩頁病歷資料經鄧醫師審閱後,鄧醫師即說出依據醫療法規醫師需要付出的代價,因為植牙完全無麻醉及手術同意書。

嗣後，鄧醫師因調解之成效卓著，經台北市衛生局聘為第一位牙醫師調處委員，此後他更上一層樓，對於其他各科別之醫療爭議事件，皆有專精之研析。

因個人擔任台北市衛生局之醫療調處委員已近十年，有感於醫療爭議因事涉專業，很多因為溝通、說明及了解的不暢通而發生，常見病患或家屬僅僅為要了解原委及真相而申請調處。

從而，個人認為醫療專業之解說，宜用一般人能理解之詞彙說明，切記不要用專業術語，而法律之規定，有抽象又有艱僻的文字，難以理解，鄧醫師恰有此專長，將其融合。看看他的書：能將醫糾的繁複問題，用案例及極白的文字，深入淺出的說明，再配合自己研析的觀點——老鄧給個說法。

這就是因為鄧醫師個人兼具醫界與法界跨界的特質，才能有的實用、精闢的著作。

因此大推！

（本文作者為律師、台北市政府衛生局醫事審議
委員會委員暨醫糾調處委員）

〈專文推薦四〉
一場精采絕倫的醫療法律
TED SHOW

朱帥俊

TED 是 Technology, Entertainment, Design 的 縮寫，TED 大會多年來邀請全球眾多科學、設計、文學等領域的菁英，分享他們關於科技、人文與藝術的研究成果。講者必須將最先進、最高遠的技術與觀點，在短短 18 分鐘裡，以明白暢曉的語言，結合肢體、圖像或表演等方式，讓聽眾了解與接受。「台上 3 分鐘，台下 10 年功」，對於講者而言，TED 不只是演講，更是一場使盡絕學的知識 SHOW。

近幾年來，因為全民健保制度擴大了醫療資源接近使用的機會；網路資訊的發達，民眾隨時可以查得醫療資訊；民眾對於診療資訊溝通標準提高等等因素，所以醫療糾紛案件迅速的增加，醫療糾紛、醫病關係與溝通等議題，也經常見諸各類專業研討會以及

普羅媒體。

隨著醫師與病患、醫療與法律對話的積極開展，醫界除了透過調整法律規定，讓執業行為標準明確化之外；也積極藉由職前（在校、實習）與在職等各階段的訓練、研討，期望加強醫病間的溝通與互動。雖然一路走來艱辛異常，但是在醫界、法界、民眾團體以及立法者共同努力之下，我們樂見曙光終現，道路已在前方。

鄧醫師是我 30 年的好友，他自學生時起，除了專攻醫學領域之外，對於社會科學也保持高度的興趣與投入（我們是參加研習會議規則的營隊結識的喔！）。鄧醫師開業之後自修法律，後來更耐不住心中小宇宙的熊熊烈火，毅然決然地犧牲看診以及與家人相處的時間，報考競爭者眾、課業要求甚高的東吳大學法律研究所碩士班就讀，在看診讀書兩頭忙的情形下，孜孜不怠地攻讀醫事法律專業有成。

專研醫事法學多年之後，鄧醫師發現：增加醫病溝通、建立醫療看診軌跡資料、正確的危機處理，是

解決醫療糾紛的最好方法。所以鄧醫師熱心無償地回到母校為學弟妹授課；也因為鄧醫師無私地投入與付出，許多醫師公會以及醫院也競相邀請他前往演講授課。

隨後鄧醫師又耗費了許多時間與金錢，去參加演說表達、簡報製作以及圖像概念等方面的課程，並且添購了很多軟體與硬體設備，這一切只是為了精益求精，讓自己的演說更能讓聽眾理解與接受，我不禁要欽佩鄧醫師的投入與熱情，更要讚嘆大嫂的寬容與支持。

早前我因為職務的關係，看過單位裡大部分的醫療案件，整理出一些原理原則，在跟鄧醫師交換意見時，竟然發現雙方許多觀察不謀而合，當時兩人欣喜不已，那種醫、法觀點相互印證激盪的感覺，至今仍然讓我們這兩位大叔印象深刻。除此之外，鄧醫師最近更獲邀前往法官學院講授醫療法律問題，並且與法官們交換諸多意見、解答疑惑，深獲好評。

現在，鄧醫師將他多年鑽研的心得，包含對資淺

醫師的叮嚀、向資深醫師的提醒、同民眾溝通的經驗、與法律專業人士間的印證等等一切成果，結合了專業的演說式表達技巧，寫出這本友善閱讀、吸收迅速的好書《做對三件事，不怕醫療糾紛、改善醫病關係》，看鄧醫師說學逗唱，盡現所學，絕對是一場精采絕倫的醫療法律 TED SHOW。個人不僅先賭為快，更忝附千里馬之尾而有幸為之推薦，喜不自勝，相信各位讀者一定開卷有益，大有收穫。

（本文作者為台灣高等法院檢察署智慧財產分署檢察官）

〈專文推薦五〉

不只給個說法，更是為自己、大家而戰！

倪秋華

　　剛開始注意到鄧學長，是因為他除了已經醫法雙修外，還可以常在臉書上見到他出現在各種簡報與教授上台演說的課程中，人稱學霸！姑不論那許多課程所費不貲，令我心生佩服的，是同為有家庭子女之人，學長還可投注如此多之時間心力精進自我，實屬不易。

　　然讓我最驚豔的，是鄧學長因擔任衛生局調解委員之故，使他能將法律艱澀的觀念理論，以醫事人員常會擔心的角度，透過一件件實例，或看診時曾發生的狀況，用生動的語言，平易的文字，傳承給所有醫護朋友。不論是最早的「老鄧給個說法」，到現在的「為自己而戰」討論區，老鄧學長不吝分享各種經驗，解答疑惑的熱忱，更是難得。

現在學長更將他上過課程的三大核心觀念：告知義務，病歷記載及錄音的重要性等，結集成冊，以幫助更多的醫護人員，能在醫療照護、救死扶傷的路上可以更勇敢；心有所感，故為之序。

（本文作者為律師、崇和法律事務所法務長）

〈專文推薦六〉
學霸做對的三件事

謝文憲

　　認識老鄧醫師，是在兩年前的「說出影響力」課程，隨後又在「專業簡報力」課程中相遇，重點是：「他在這兩個高難度的比賽中，都奪下前三名」。

　　沒多久，「學霸」這個封號就在朋友圈中不脛而走，雖然一開始我並不知道為何醫師要學演講與簡報，但隨著我們的熟識，我終於理解這是老鄧醫師 π 型人的生活性格。

老鄧做對的第一件事：擁有兩樣專長

　　所謂 π 型人是：「擁有兩項以上的專長」，我想醫學與法律正是他人生中專精的兩件事，說起來簡單，做起來十分困難。

　　他不但有開業二十年的醫療專業，理解醫師的專業立場，以及醫療流程；加上法律研究所畢業所受的

嚴格訓練，還有上百件醫療糾紛調處的實務參與，深諳醫師遭遇醫療糾紛實務上的痛點。

老鄧做對的第二件事：把案例寫出來發行

我說他是醫療從業同仁的救星，一點都不為過。

因為課程的關係，認識許多醫護朋友，每一位都是在崗位上兢兢業業的努力著，但醫病關係的崩解與健保制度設計的缺口，造成許多醫師朋友垂頭喪氣、失望透頂，低氣壓在圈子裡面蔓延。如今，他將案例搭配法律觀點，用淺顯易懂的方式寫出來，不僅可以避免醫療糾紛，更可以幫助醫護領域重新拾回信心。

老鄧做對的第三件事：不僅專業、能寫，還能說

老鄧將他的兩項專業加上文筆與寫作，搭配演講、簡報與教學，他不僅是 T 型人，更是未來最受歡迎的 π 型人。

我推薦鄧醫師的好書。

（本文作者為知名講師、作家、主持人）

〈專文推薦七〉
告人是生態，被告是常態

陳韻之

　　從近幾年牙醫學系在大學入學志願的大幅躍升來看，牙醫這個行業在一般人的印象中好像是印鈔機一般。但是社會大眾可能無法明瞭牙醫這個行業的真相是：

　　1. 牙醫是個高度專業的行業，牙科醫師在自我進修所付出的成本是相當高的。如果大家看到幾乎每個週末都有無數牙科的醫學會或再教育，而且許多課程需要花費相當高的註冊費與犧牲與家人相處的時間，就會了解這個行業背後的辛酸。

　　2. 經營牙醫業務到處都是高的成本。在坊間充斥著如下簡單的計算，例如扣除假牙的技工費，牙醫是暴利！事實上，大家不知道的是在製作假牙所用的材料與耗材也是非常貴的。此外房租、水電、硬體折舊，還有助理人事成本等都在整個成本結構中占據很高的

比例。

3. 牙醫師的工作壓力大，診間充滿具感染性的飛沫，長期需牽就特定姿勢工作，因此根據統計牙科醫師的平均壽命是明顯偏短的。如果再加上耗時的養成過程，與臨床工作需要好的眼力與穩定雙手的配合，職業壽命其實並不長，因此合理的報酬是應該的。

4. 現在更慘的是，在很多人都以為牙科醫師是「凱子」的誤解下，告牙醫，甚至要牙科醫師表達「誠意」的訴訟更是時有耳聞。許多被告的醫師真是長期處在恐懼之中！

我聽過鄧醫師好幾次的演講，越聽越對「告人是生態，被告是常態」的險惡工作環境感到不寒而慄，特別是我的臨床工作主要在處理顳顎關節、咬合，與顳顏面疼痛等問題。偏偏這些問題常常是在醫療糾紛邊緣。其實有越來越多的醫學證據顯示很多相關問題的發生常與病人特異的體質，或與早已敏感化的神經系統有關，因此牙醫在治療過程中並無明顯疏失，但是有些病人來求診的目的主要是要「套出」我對病患

有利的意見，我因此還有幾次差點「公親變事主」上地檢處作證去了。

感謝老鄧的提醒，在防人之心不可無的態度下讓我學習如何自保。值得一提的是，不管在演講或這本書中，老鄧都以實際的案例，配上風趣的語言，甚至設計了令人印象深刻的標語，讓沒有法律基礎的臨床醫師能夠立刻抓到重點。很榮幸能幫老鄧推薦他的大作，這是一本每個牙醫師都該詳讀的書，也希望能夠創造一個醫病互信，讓醫師能盡力為病人謀福利的醫療環境。

（本文作者為台大醫院牙科部補綴科主任、
亞洲顳顎障礙症學會理事長）

〈專文推薦八〉

鄧不器！吾朝聞道，夕滿足矣！

羅文良

今天先不談書的內容，先為各位讀者講講老鄧這個人。

老鄧在近兩三年崛起，相當多的人都訝異於這位風度翩翩、能言善道的牙醫師兼法學碩士。其實他在很早之前就是這麼優秀！很榮幸的我在民國七十三年就讀建國中學的時候就認識老鄧，當時有一點瞧他不順眼（大概是因為他比我帥吧！）。後來因緣際會地我們都進入了陽明牙醫系。他結婚的時候我也是他的伴郎。

當年陽明大學的宿舍裡，老鄧、張正夫以及我，三個高中同班同學，我們就常針對政治、法律、時事辯論的不亦樂乎。在當時就隱約知道老鄧沒辦法一直做牙醫師下去，後來果然在 40 歲的時候，他去念了東吳法律，此時才真正一展長才！

　　這裡想向各位牙醫讀者介紹「共享決策」（Shared Decision Making，SDM）。這個名詞最早是 1982 年在美國以病人為中心照護的共同福祉計畫上，為促進醫病相互尊重與溝通而提出。共享決策是以病人為中心的臨床醫療執行過程，兼具知識、溝通和尊重彼此三元素，目的是讓醫療人員和病人在進行醫療決策前，能夠共同享有現有的實證醫療結果，結合病人自身的偏好跟價值，提供病人所有可考量的選擇，並由臨床人員和病人共同參與醫療照護，達成醫療決策共識並支持病人做出符合其偏好的醫療決策。我相信只要大家遵循 SDM 的原則，醫病關係定能朝良性發展！

　　其實相關法條，各位讀者只要用谷歌大神在網路上搜尋就能夠找到，但是能夠像老鄧這樣以生動活潑的案例介紹來讓大家了解牙醫師與法律之間的關係，確實很少。老鄧從以前開始就是一個很會說故事的人。老鄧將牙醫日常行醫中所可能遇到的一些醫療糾紛一一寫下，文筆清新，說著一個個你我都可能遇到

的故事，讓我們從歷史中學習；從病人意識角度以及法律角度去分析每一個案例，這本書實在是每位牙醫師需要的法普書！

（本文作者為台北榮民總醫院口腔顎面外科主任）

〈專文推薦九〉

病歷不是你想的那麼簡單

楊斯棓

法學碩士、牙醫師鄧政雄出了書。

曾有人批評鄧醫師不是律師，所以不能談法律，這真是笑話。鄧醫師從來不會假稱自己是律師，我也不可能委託鄧醫師擔任我診所的法律顧問（我聘請的是律師倪秋華）。

開業二十多年的醫師所在多有，調解過一百件醫療糾紛的具法律知識的公正人士（調解委員的資格）所在多有，但要這兩種寶貴經驗的交集，又願意提筆為文、誨人不倦者，全台灣可能不到十個人。

這本書由幾十個案例所組成，都是由一個小故事鋪陳、教你應該怎麼拆、最後告訴你可以怎麼做這三部分所構成。

小故事言簡意賅、平鋪直敘，如果再多點血淚，就很像是醫師作家王溢嘉筆下的《實習醫師手記》。

「應該怎麼拆」則是老鄧用自己的法律素養，來拆解這環節中的種種狀況，地雷在哪裡？怎麼閃地雷？怎麼拆地雷？

「可以怎麼做」這部分很像是一場演講最後的 call to action。如果你看一整篇案例跟分析看累了，至少你得把最後的「可以怎麼做」給熟讀、詳讀。

過去幾年，我幫骨科醫師蔡凱宙、心外醫師李紹榕的大作寫過推薦序，我幫《鋪梗力》這本書寫序時，也提及神外背景、目前專精疼痛治療的陳建華醫師，我想這本書，對上述三位醫師都很受用，對翻閱本書的您，也一定能趨吉避凶。

（本文作者為醫師、台灣菲斯特顧問）

〈專文推薦十〉

淬鍊不凡成就：我所認識的
鄧政雄醫師

羅士傑

　　偶然機緣下接觸了「老鄧給個說法」粉絲專頁，
被其內容所吸引。我所看見的是關心社會、為同業發
聲的慈祥醫者，同時也是一位主持醫界公道的法律
人。

　　與鄧政雄醫師的初次相遇是在一個非醫療專業的
進修課程，言談中感受到老鄧學長的親和力。學長不
只是在醫療上的專業知識淵博，在非醫療領域的專業
上也讓身為學弟的我們望其項背。而我想也是這樣的
特質，當身為醫者的我們遇到無法解決的醫病糾紛
時，老鄧學長便成為現今醫病關係緊張的醫療守護
神。

　　我一直認為「為自己而戰」課程的崛起，也許是
老鄧學長聽到醫療從業人員內心的吶喊，我們一直努

力堅守身為醫者的信仰，醫師誓詞也未曾忘記：「准許我進入醫業時：我鄭重地保證自己要奉獻一切為人類服務；……我將要憑我的良心和尊嚴從事醫業；病人的健康應為我的首要的顧念……」。但曾幾何時，時空驟變。

腦海常浮現老鄧學長曾經告誡我的一句話：「醫師把病人想得太簡單，病人把醫師想得太複雜。」現實的社會中，醫病的信任關係已經變得相對扭曲。有幸曾經參與兩次「為自己而戰」公開課，解決了現實生活中自身緊繃的醫病關係，如今鄧醫師能將自身的寶貴經驗結集成書，實在是醫療從事人員之福，希望每位讀者都能從中尋寶，為自身權益而戰。

（本文作者為牙醫師、維藝美學牙醫診所執行長）

〈作者序〉

十年磨一劍，一劍磨十年

　　「十年磨一劍」，老鄧 40 歲那年考上東吳法律專業碩士班，很快十年過去了，今年剛滿 50 歲。多年來自己一直有個心願，由於科學界有科普，因此一直自己想來寫一本有關醫療法律的法普書籍，不講學理、法條，只講實用、易懂，能讓醫師方便閱讀及使用，今年這個願望終於實現──《做對三件事，不怕醫療糾紛、改善醫病關係》這本書誕生了。

　　「一劍磨十年」，這本書是老鄧這十年來對醫療法律學習總呈現，努力呈現易懂易學的醫療法律專業；這本也是我這十年對醫療法律研究的分享，分享的不是如何減少醫療糾紛，而是如何可以不怕醫療糾紛。因為「告」是病人的權力，沒人可限制病人不准告，但當醫師面對醫療糾紛或訴訟時，只有讓自己能拿出證明自己的證據時，才能有辦法真正保護自己。

這也是現今面對及處理醫療糾紛的正途，其他任何抱怨與消極作為，都無濟於事，也於事無補。

也許有些人一看到書名，可能就會直覺這好像也是本教醫師如何與病人對抗的書，其實不然。因為只要仔細看完本書後會發現，這本書提醒醫師在每次醫療診查或處置之前，事先該注意哪些法律上規範應做的事情，才不會擔心被法律有機會挑惕醫師那裡沒做、那裡沒說及那裡沒寫。而且從另一方面來看，也就因為醫師落實了法律上的規範，反而使得醫療程序更完備及醫療品質更完善，進而降低了行醫過程中可能不必要的醫療誤會及誤失，對於醫病關係改善及醫療品質增進更有助益。所以本書的目的，是希望提醒醫師依法在哪些方面可以更確實及落實的保護自己，養成主動防護自己的觀念，如此在面對醫療爭議時才能拿得出保護自己的證據，絕非是為了與病人對抗。

那麼主動防護到底要做對哪三件事，才能不怕醫療糾紛呢？本書會依「告知」、「病歷」、「錄音」這三件事的順序來說明。首先是「告知」，告知是醫

師的義務，決定是病人的權利，只有透過主動及確實
履行完整醫療及法律上的告知程序，也就是透過文中
所提到「停不急，看清楚、說明白」三步驟，才能做
到不怕醫療糾紛的第一步「告知」。因為只要是醫療
糾紛或訴訟，病人法律上第一個主張的事項，一定是
醫師沒告知或者告知不清楚，但真的是醫師沒告知
嗎？實際上常常是醫師其實有告知，但在面對被要求
證明自己時，往往提不出有效的證據，來證明自己確
實有告知或者有按照醫療處置或規定來進行，此時就
必須靠「病歷」來幫忙了。

　　醫師養成教育中，我們的確被教會了寫出一份符
合醫療上的病歷，卻很少有機會學習到如何才能寫出
一份符合醫療法規上的病歷。因為一份醫療上的病
歷，僅能證明自己醫療專業上的診斷及處置確實可能
無誤，但一份符合醫療法規上的病歷，則可證明醫師
對於法律所規定需記載的項目沒有遺漏，例如主訴、
處置、治療、告知、病人拒絕或者為何如此處置等應
記載事項，法律上必需透過有記載這些項目，醫師才

能證明自己真的有做、有說。然而臨床上很少有醫師會把每個病人就醫的過程，都記載得鉅細靡遺，醫療過程中常見醫師自己雖有告知但無法證明，或者病人不管如何就是堅持醫師未告知，甚至是病歷記載剛好漏掉能證明自己清白的部分，這時「錄音」就派上用場了。

不管你錄的是病人就醫過程中你與病人之間的對話，或者是你與病人在醫療爭議時的對話，其實很多人不知道，只要錄的是病人與你彼此之間的對話，就算沒有病人同意也不用擔心觸犯《刑法》妨害祕密罪的問題，只要不將錄音內容隨便外洩或圖利，也與《個人資料保護法》的刑責規範無關。因此「錄音」是不怕醫療糾紛，保護自己最後的一道防線，對於許多醫療糾紛與爭議，「有錄才能不知誰死誰手，沒錄往往只能死於其口」。

老鄧堅信絕大多數的醫師，真的只希望能夠有一個安心照護病人的環境，沒人喜歡花那麼多時間與精神在如何防止被病人告的事情上。因為許多醫師並不

怕所面臨的醫療案例棘手或困難，但他們擔心的反而是要去面對干擾醫療的不必要紛爭，所以醫師在這醫療糾紛乖舛的時代，如何能安心行醫，安全行醫，安然行醫，便成為除了醫術以外，另外一項必須修練的技術。而這技術有很大部分就是本書所提，只要醫師在執行醫療業務時能落實「告知」、「病歷」、「錄音」三步驟，就算真的遇到醫療糾紛與爭議時，才有能力「為自己而戰」，因為當自己可以拿得出保護自己的證據，你才有資格不怕醫療糾紛。

　　這本書的出版，要感謝許多一路上支持與鼓勵老鄧的每位好朋友，其中特別要感謝的是憲哥（謝文憲）及福哥（王永福），因為他們與何飛鵬執行長開設了「寫出影響力」這門課，我才有機會認識了城邦文化的許多好朋友，特別是城邦文化第一事業群總經理牛奶姐（黃淑貞），因為有他們的肯定與協助，才讓老鄧有這機會一圓出書夢。

　　最後當然最感謝的是我的家人，子寧、子靖及老婆心欣，感謝你們一路來給我的支持，特別是我的老

婆，從我去東吳念書開始，一直讓我有毫無後顧之憂的日子來充實自己，我才能有今天小小的成就。你們幫我圓了夢，而我知道我欠了你們更多的夢，謝謝你們，我愛你們。

目錄 CONTENTS

第一篇　告知

第二篇　病歷

第一篇

告知

1 告知很重要，不要被告才知

案例

　　病人 B 因牙齒過度咬合、嚴重磨牙，造成牙齒過度磨損而飽受牙齒敏感之苦，因此前來甲診所求診，經 A 醫師診斷後，建議病人直接做牙套來改善敏感問題。結果不做還好，因為一做在裝假牙時，除了因牙套空間不足得修對咬牙外，裝完後還比沒裝之前更酸，病人回診時一直抱怨。此時 A 醫師竟然回應病人說，這種磨損嚴重的牙齒做牙套，本來就有可能會這樣，病人 B 一氣之下向衛生局投訴並提告。

分析與討論

　　「告知」是斷絕「醫療」與「糾紛」最重要的一個要件，告知或告知同意，相信是醫師非常耳熟能詳的事情，而且也知道照理說要先告知，或者需得病人同意才能開始醫療行為，但真正臨床上進行醫療行為時，往往就不是這麼一回事。有時沒告知、有時事後告知、或者有時事中才告知，甚至被告後才知，告知時點的差異，對於告知效果與該負責任輕重，也許差之毫釐，但往往失之不止千里了，老鄧就以此案例來說明。

▶▶告知在治療前

　　事先告知病人可以處理的選項及其優缺點，然後再讓病人自己選擇，如果病人最後選擇做牙套，除了可在病歷記載上述內容，或者簽署假牙同意書保護自己外，其中以下兩種狀況，最好必須再度提醒病人。

　　(1) 因為牙齒原本已嚴重磨耗，因此在磨牙的過程，可能因為齒量所剩太少，造成牙髓暴露（神經跑

出來）時，便可能需要先經根管治療（抽神經）後，再完成牙套製作。

(2) 如果未影響神經，但牙齒量不足夠牙套修型厚度，也許在裝戴牙套時，為避免假牙厚度太薄造成強度不足，或許得修磨一下對咬的自然牙，來獲得假牙足夠厚度及適當的咬合位置。此時有的病人對咬牙會有短暫敏感現象出現，但通常經過一些時間就會恢復。

▶▶告知在治療中

因為事前僅告知病人做假牙這選項外，其他也就沒多說，病人當然也沒多問，結果當在裝置假牙時，這才發現假牙再修下去可能假牙會破洞。於是當下告訴病人此情形，並且告知他為達到假牙可裝置之結果，需要調整對咬自然牙來獲得足夠空間裝牙，否則假牙太薄會破掉。病人當下或許有些疑慮，不過牙醫師通常會背出一套經典台詞，這是醫療常規，而且教科書上也都是這樣寫的，例如這種處置方式是合法合

理的處理模式等等說詞。此時病人能說什麼？難道就不做了嗎？通常還是只好同意，因為頭都洗下去了。於是在真牙、假牙彼此互爭空間中，假牙終於完成黏著上去。

▶▶ 治療後仍未告知

從一開始做假牙，試假牙、修對咬，裝上假牙完成黏上後，通通沒告知病人這回事。就連事後再補告知的想法，更是一絲絲念頭也沒飄進腦中，覺得做假牙本來就是這樣啊，做了不夠空間，當然得磨對咬，要不然呢？就算事後有問題，也是正常啊，本來做假牙就有可能會這樣，那是病人的問題，我又沒錯。

如果給大家選，我想大多數醫師都會正義凜然的選「治療前就應告知」這個選項，但實務及臨床上看到最多的卻是治療中才告知，或甚至治療後還不告知的狀況。不管在調解或處理醫療糾紛時，對於這類狀況，因調對咬牙事後造成病人對咬牙敏感，甚至敏感到無法使用，或者病人質疑，為何要修真牙等相關問

題時，最常聽到醫師義正詞嚴，神情肅穆的解釋說，為避免假牙破裂，需獲得足夠空間裝假牙，當然只好調對咬牙，書上或老師都是這麼教的，我是照規定處理的，當然沒有錯。但真的沒有錯嗎？

其實面對這類問題時，醫師只說對了一半，對於空間真的不足，而得修磨對咬牙的狀況，雖然教科書或許有提到，但這是有前提的。前提是，你在擬定治療計畫時已預見且知道，在做假牙時這空間有可能會有一些不足，而有可能得需要調對咬牙。並且你也告知病人其他治療計畫優缺點，病人最後自願選擇了這項治療模式，並在病歷或假牙同意書上簽名，確認了解可能會有此情況，此時你才有資格及條件，因空間不足調對咬牙，因為你已充分告知及說明，並取得病人事先同意。

也許又有醫師說，可是我在裝假牙時要磨對咬之前，有先告知且獲得他同意啊。請注意，這種告知及同意是有瑕疵的，首先病人當下沒有足夠時間決定與理解目前真正狀況。再者你此時告訴病人，這種調整

方式是合乎書上寫的或老師教的，但你沒告訴病人，這是你造成的，因為本來這種類型嚴重磨牙的病人，就是因為琺瑯質被磨耗太多才敏感，你如果又建議他做牙套，一磨下去，空間當然就會有不足的可能。但這一切原先是可避免的，除非病人一開始就了解其可能後果並堅持要做假牙，否則如果在最後假牙要裝的當下，你才告知及徵求病人同意，有幾個病人會不同意？

 ## 老鄧給個說法

▶▶ 告知是義務

　　告知是醫師的義務，決定是病人的權利。不要以為病人一定知道或者病人不想知道，這些都與醫師無關，醫師的義務就是事前明白、清楚的告知病人他所需要知道的事，將充分訊息提供給病人，最後決定則是病人的權利。

▶▶勿倒因為果

　　請記得千萬勿倒因為果，許多醫師在抗辯自己的醫療行為合乎醫療準則或常規時，常常倒因為果。就像此例，如果你只看結果，而且把它當原因，自己當然覺得在這個狀況下，只有調對咬才能解決，怎麼會有錯，但醫師一開始就忽略一件事，忘了提醒病人或自己注意，當選擇做假牙時可能出現的問題。因為病人如果事先知道可能要調對咬牙、調完後可能會敏感或咬起來有機會造成更酸，他便有可能會拒絕你建議的處置方式，這才是真正的因，許多醫師真的都疏忽了這段，只有當醫師事前充分告知，並經病人同意後，這時調對咬牙的動作才有其正當性，而非一直只討論果，倒因為果，認為當上下牙空間不足，要做或裝假牙當然要調對咬牙，要不然怎麼做或裝假牙。別忘了所謂不得不調對咬牙的果，其實是牙醫師自己種的因。

▶▶不要被告才知

　　所以告知絕不是被告才知，當要進行醫療處置時，因選擇告知的時間點不同，極有機會讓自己本來

可能完美的療程，蒙上一層超不確定且危險的陰影。

因此請養成習慣，治療前的告知真的最重要也最有

效，告知真的不是要醫師被告後才知。

2 你沒錯不代表你對

　　病人 B 前往丙牙醫診所就診，主訴右下第一
（以下簡稱 44）、第二小白齒（以下簡稱 45）
不舒服前來就診。經 G 醫師檢查後，發現這兩顆
蛀的很深，44 可以用填補方式處理，應該不需根
管治療，45 則是因為蛀的太深，無法直接填補而
需根管治療，所以就先打麻藥初步處理。第二次
約診則是將 45 根管治療處置完成並充填，第三
次約診則將 45 以複合樹脂填補後，建議應製作
假牙保護，以免斷裂。病人 B 離去後，G 醫師對
於幫這病人處理的狀況感到很滿意，覺得自己做
了一件好事，因為幫病人 B 留住了到別家診所可

能會被要求拔除的牙齒。

　　過了三個月後，G 醫師突然接到病人 B 要求賠償 55555 元的信函，所持理由如下：

　　(1)同意書方面，根管治療沒有填寫任何同意書及麻醉同意書。

　　(2)告知方面，G 醫師未告知要根管治療及補牙。

　　請問，如果你是那位 G 醫師，你會如何替自己辯解？

 分析與討論

　　面對現在網路資訊發達的世代，病人除了在網路上可以查到許多不知對錯的資訊外，更可以透過網路了解許多自己的權益，因此這些資訊與權益的主張，都是現在醫師在從事醫療業務時，必須提醒自己更注意及了解的。因為病人的不了解，會以為醫師是錯的，而醫師自己不清楚，更是容易誤認因為自己沒

錯，所以一定是對的，本案就是一個活生生的例子。
以下就針對病人提出的理由來說明。

▶▶牙科方面同意書的相關法規

(1) 依照衛福部函釋，針對牙科，只有植牙、單純齒切除術及複雜齒切除術，需要依照《醫療法》第63條，同時填具麻醉同意書及手術同意書。

(2) 其他牙科治療處置，例如根管治療，因非「手術」，所以皆無強制規定需填寫手術同意書及麻醉同意書。

(3) 根管治療等其他牙科處置，皆非衛福部規定之侵入性治療，因此依照《醫療法》第64條，不需強制填具同意書。

因此，本案中病人B接受根管治療，不強制一定要填寫《醫療法》第63條的手術同意書、麻醉同意書及《醫療法》第64條的同意書，所以G醫師在這部分皆未違反規定。

▶▶ 醫師有告知義務

依前文所述，本案雖然不需填寫同意書，但依照相關法規還是需事前告知病人。只是判斷到底有無告知，屬於事實之認定及舉證問題，不是誰說了算，或誰喊的比較大聲就行，而是看誰提得出證明自己所言為真的證據，誰就占贏面。因此醫師在面對此類未強制填具同意書之治療，如何可保護自己於必要之時呢？以根管治療為例，所需注意內容如下：

(1)你有告知病人的義務，但沒有幫病人決定的權利。

(2)告知完畢後，不論病人同不同意，均須記載於病歷。

(3)根管治療如果沒急迫性及確定性，為了給病人足夠考慮時間，盡量避免當次馬上處置。

▶▶ 本案建議處置方式

其實可以做個測試，如果你只提供病人一個選項，就是根管治療，通常病人有時不知如何拒絕或可以拒絕，因此大多會同意。但如果你提供兩個選項，

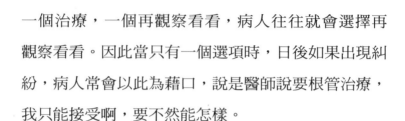

一個治療，一個再觀察看看，病人往往就會選擇再觀察看看。因此當只有一個選項時，日後如果出現糾紛，病人常會以此為藉口，說是醫師說要根管治療，我只能接受啊，要不然能怎樣。

因此，可試著告知病人，該牙因蛀牙太深，無法以填補方式處理，建議根管治療，請他考慮看看是否要接受根管治療，如果要，可再跟你約診，並請記載於病歷；如果病人當下不想治療，希望再觀察看看，亦請記載於病歷。除非確認再確認，或者有簽同意書，否則不要勉強當次治療。

 老鄧給個說法

以本例而言，G 醫師針對該病人 B 的治療，以這兩顆牙條件的角度及牙科的醫療常規而言，G 醫師是沒錯的，大多數牙醫師的治療模式也會是如此，甚至還得幫 G 醫師拍拍手，因為他沒有隨便建議拔牙或者兩顆牙都要根管治療。

▶▶醫師也許沒錯，但是……

　　但醫師或許沒錯，難道一定就是真的都對嗎？應該不是，因為醫療法律上雖未規定根管治療需填手術及麻醉同意書，但也沒規定醫師就不需告知或者不必清楚告知。當醫師無法證明自己有告知時，如果病人提出爭議，醫師能說自己沒錯的，可能只有針對該牙符合根管治療適應症的部分，但那是牙的適應症，至於病人應被告知的適應症，則是醫師必須告知且能證明的部分。如果不是兩者同時做到，醫師很難證明自己沒錯，或者進一步證明自己是對的。

　　權利與義務勿搞混，告知是醫師的義務，但選擇卻是病人的權利，千萬不要顛倒，把醫師的義務當權利，以為自己有權選擇要不要告知，而把病人的權利當義務，以為病人本來就該聽醫師的。因為只有確實將彼此權利與義務分清楚、想明白後，你才有機會大聲說出「我沒錯，而且我是對的」，否則類似本案例這種好心沒好報的事件，一定會一而再、再而三的重演。

3 告知與告知同意書，誰來說明、誰來同意？

案例

　　B病人89歲，腦出血送醫，醫師認為就算是開刀也是希望渺茫，太太雖不捨，但與大兒子商量後，認為讓爸爸好走，因此同意不開刀。但遠在歐洲的女兒卻堅持一定要開，還打來醫院跟醫師理論，最後家人也拗不過女兒，只好同意開。結果一開刀，卻是讓老人家身上插滿了管子、CPR壓得肋骨斷了好幾根、七孔出血……最後病人仍不幸過世。事後家屬越想越不甘願，大兒子認為當初手術只有住院醫師來向他們解說，主治醫師並無親自說明；另外遠在美國的女兒也以醫師當初未徵得她同意，竟然決定不開刀，害她父

親減少存活機會為由，要求醫院須負起父親的後
續賠償責任。

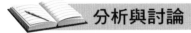 **分析與討論**

針對這個案例，我們將重點擺在告知這個部分，
到底手術時該由誰負責告知，以及向誰告知、由誰同
意這兩方面。

有關告知的規定分別在《醫師法》第 12-1 條及
《醫療法》第 81 條中，而同意書之簽具則規定在《醫
療法》第 63、64 條，法條中針對有關告知的規定雖
然沒有提到需病人同意，但其背後精神當然是以病人
同意為歸依，總不會法律規定醫師只要告知，不用管
病人同不同意。你能接受醫師告訴你要拔牙，然後不
用管你同不同意就直接拔掉嗎？答案當然是不行的。

簽具同意書的規定，是為了強調手術及某些處置
在告知及同意的重要性，因此以法律規定將其告知內
容書面化，且藉由要求簽名來落實確認達到告知目的

而已。

手術同意書雖然不是解決醫療爭議的萬靈丹，但至少它是降低醫療糾紛很有用的工具，當然前提是醫師必須讓病人簽立一份有效且合法的手術同意書，唯有如此才能真正的保護自己。針對同意書簽具，首先須面對兩個問題，誰來說明及向誰說明的問題。

▶▶ **由誰來告知？**

(1)《醫師法》第 12-1 條規定，由醫師本人負責。

(2)《醫療法》第 63、64、81 條規定，由醫療機構負責。

(3)最高法院則認為，醫院由該名手術醫師以外之適當人選亦可。

(4)「醫療機構施行手術及麻醉告知暨取得病人同意指導原則」中載明：

a. 主要由手術負責醫師。

b. 但若手術負責醫師授權本次手術醫療團隊之其他醫師代為說明，手術負責醫師最後仍應確認已完全

說明清楚。

c. 醫療團隊其他人員之說明，僅屬協助醫師幫病人了解手術、麻醉過程中可能面臨的情況及應注意之事項，如超越其專業範疇，需轉請手術負責醫師予以回答。

由以上可知，《醫療法》規定可由醫療機構說明，因此醫療機構理論上可依法指定人選說明，但為免日後爭議與責任釐清，其說明程序還是應由其主要手術醫師負責說明最佳。換言之，除非主要手術負責醫師放心別人協助說明，也就是願意負擔別人講錯或沒講清楚的風險，否則自己來說明應該最保險，畢竟手術負責醫師仍是最後需負法律責任的人。

▶▶ 該向誰說明？

(1)《醫師法》第 12-1 條規定，向病人或其家屬說明。

(2)《醫療法》第 63、64、81 條，向病人或其法定代理人、配偶、親屬或關係人。

(3)「醫療機構施行手術及麻醉告知暨取得病人同意指導原則」載明：

a. 告知病人本人為原則。

b. 病人未明示反對時，亦得告知其配偶或親屬。

c. 病人為未成年人時，亦須告知其法定代理人。

d. 若病人意識不清或無決定能力，應告知其法定代理人、配偶、親屬或關係人。

何謂病人之關係人？原則上係指與病人有特別密切關係人，如同居人、摯友等；或依法令或契約關係，對病人負有保護義務之人，如監護人、學校教職員、軍警消防人員等。

e. 病人得以書面敘明僅向特定之人告知或對特定對象不予告知。

f. 手術進行時，如發現建議手術項目或範圍有所變更，當病人之意識於清醒狀態下，仍應予告知，並獲得同意，如病人意識不清醒或無法表達其意思者，則應由病人之法定或指定代理人、配偶、親屬或關係人代為同意。

▶▶ 由誰來同意？

本來處置或手術當然以告知本人，並由本人決定最符合法律及法理規範，但我國很特別的情況是，依法條及社會民情習慣，除了本人外，還有配偶、親屬等人都被認為也有同意之權利，但法條卻未如「安寧緩和醫療條例」第 7 條第 5 項之規定，排出決定出具同意書之家屬順序：第一順序為配偶；第二順序為子女、孫子女；第三順序為父母；其次為兄弟姊妹、祖父母、三等旁系血親（叔伯姑舅姨姪）；或一等直系姻親（繼父母、媳婦、女婿）。

因此常常在許多狀態下，這些人的意見似乎比本人還多、還重要。今天跟大兒子說明，明天換小女兒來問，前天向二女兒說，後天小兒子從美國打電話來問，而且最後面臨決定到底要不要手術，反而本人意見常常最不受重視，更麻煩的是大家意見還常常都不同。最麻煩的是，萬一手術結果不如預期或不滿意，更是會常常出現之前從未露臉的天邊孝子、孝女，前

來要求公道、誠意、賠償，因為法規的規定不明，真的令醫師非常為難。

 老鄧給個說法

▶▶ 個人責任個人擔

雖然法規沒有強制規定手術負責醫師一定要親自解說，但如果怕別人說的不夠清楚或漏講什麼，或者不放心把自己未來的醫療風險託付給其他人，可以自己解說還是盡量自己解說，畢竟最後法律責任還是會回到手術負責醫師身上，自己還是得負擔最終結果。

▶▶ 告知以本人優先

儘管法律規範許多可告知對象，社會風氣也會要求尊重家屬或配偶意見，但畢竟手術同意書最終簽名者應是本人，因此以本人意願為主，絕對最符合法律規範。

▶▶本人無法決定或簽署時……

這是所有告知及同意中最複雜的狀況。當病人昏迷或無意識無法決定手術與否時，到底要向誰告知及由誰來同意，對許多醫師來說是個超級困擾的狀況。加上有時還會冒出天邊孝子、孝女或者從沒出現的家屬，常常讓情況更複雜，這些人往往最愛挑剔治療效果，或者常會質問醫師：「為何要放棄？」或者等到結果不如預期，更會硬湊一腳要求賠償。到底要如何解決這問題，真的是困擾中的困擾。面對此類狀況，現階段除了修法，實在沒有什麼最好的辦法。

老鄧之前有聽過一個做法，提供大家參考。就是當面對這類狀況時，可告知配偶或子女一個日期（如果家屬對日期有意見，可請其自行決定，但若因此影響病人病情及結果，一律與院所無關），然後請配偶或子女召集其他有權或有意見的家屬於該日出席。該日會由院方或負責醫師出面說明相關問題，且最後院方會建議家屬需做成開不開刀等決議的最後期限，但

只接受由出席者所做成的共同決議。當日現場能決定最好（萬一當日如無決議或無法決議，但最後決定日期超過院方建議期限，若因而影響病人病情，則與院方無關），該日沒有出席者，後續有任何意見與問題，由家屬自行解決，醫院一律不接受其意見，而這整個部分則請當時參與者簽名。也許這還不是最好辦法，但有需要時試試也無妨。

4 到底要告知什麼內容？及告知到何種程度？

案例

　　病人 B 因淋巴結腫大，經 A 醫師建議住院進行切片檢查，進行「縱膈腔淋巴結切片手術」。術後，出現強烈咳嗽不止、極易嗆到、說話無聲沙啞等狀況，經多次診治均未見改善。之後病人 B 至其他醫院求診，發現由術後迄今聲音沙啞症狀無復原起色，判定該神經顯已遭 A 醫師切斷，導致病人 B 左側聲帶麻痺無法復原。病人 B 認為 A 醫師知道自己是房屋仲介，說話對其極為重要，但 A 醫師於手術前未向病人 B 告知任何神經損傷風險及影響，亦未與其就手術進行內容做討論，或就神經損傷風險做說明，則其未於術前

充分說明，又於手術中將喉返神經切斷，此向醫院求償 700 萬元。

分析與討論

　　本案例中雖然有許多面向可以討論，但此處想繼續針對告知部分來探究，上一章討論由誰來告知及向誰告知，本章則要討論到底需要告知什麼？及需告知到何種程度？才算是符合病人所需的資訊。

▶▶ **要告知哪些內容？**

　　每次只要有關告知同意，最困擾醫師的其中一件事便是到底要告知哪些內容才算完整？雖然醫療法規已有規定，但法院似乎仍覺不足，而有其他見解，老鄧整理如下：

　　(1) **醫療法規規定：**

　　a. 針對一般醫療處置，規定需告知病情、治療方針、處置、用藥、預後情形及可能之不良反應。

b. 針對手術，則規定需說明手術原因、手術成功率或可能發生之併發症及危險。

(2) **衛福部公告手術同意書**：針對手術，衛福部版的手術同意書則規範應包括，需實施手術之原因、手術步驟與範圍、手術之風險及成功率、輸血之可能性、手術併發症及可能處理方式、不實施手術可能之後果及其他可替代之治療方式、預期手術後，可能出現之暫時或永久症狀等項目。

(3) **法院重要見解**：最高法院也對於告知同意內容有自己獨特但極重要的見解。法官認為，醫師應盡之說明義務，除過於專業或細部療法外，至少應包含：

a. 診斷之病名、病況、預後及不接受治療之後果。

b. 建議治療方案及其他可能之替代治療方案暨其利弊。

c. 治療風險、常發生之併發症及副作用暨雖不常發生，但可能發生嚴重後果之風險。

d. 治療之成功率（死亡率）。

e. 醫院之設備及醫師之專業能力等事項。

▶▶ 要告知到什麼程度？

對於醫師另一個有關告知的困擾便是，到底要告知到什麼程度才算合理，總不能希望醫師得把所有可能的狀況都鉅細靡遺說明才算完整吧。針對這個部分，法條雖無明確規定，但法院卻有一些判決可供參考。

(1) 以治療或預防目的來區分。根據醫療處置的目的，來區分告知義務詳盡程度及強度。以治療為目的醫療處置，因與治療及搶救生命有關，因此法院對於告知義務的要求並不會要求極至詳盡；但對於非治癒為目的醫療處置，則因其並非醫療絕對需要，因此相對來說，法院對於告知義務之要求，就會要求幾乎百分百。

法院認為，**以治癒為目的**的醫療處置，基本對於一般常見可能發生之手術併發症及副作用（也就是大於 1%），一定得告知。但如果治療風險、常發生之

併發症及副作用暨雖不常發生，但可能發生嚴重後果之風險、死亡率，或者就算小於1％的併發症或副作用，但若與病人手術目的相衝突時，仍是屬於需告知的範圍，本案便是一個例子。今天病人從事屬於靠嘴巴吃飯的行業，醫師在建議病人做相關手術時，便需事前提醒病人，施作此類手術，雖然機率很低但可能會影響說話、發音，進而讓病人有考慮之可能與機會。也就是說，手術如果有「燒聲」或「失語」之危險或併發症，就算機率低於1％，但因那足以影響病人是否進行手術的決定，因此就算不是常見的併發症，還是得事先告訴病人。

當病人所接受之手術或處置，**並非以治癒疾病為目的**，例如美容、植牙、整形等，針對這類處置及手術，法院便認為醫師需有極高的說明義務，就算是罕見、極端之併發症或副作用，醫師都有負責告知病人的義務，因為這類處置或手術並非病人治療疾病必須的，只要有發生的可能性，皆屬必須告知範圍。

(2) 患者「主訴」之病情，影響醫師對危險說明

義務的範圍。畢竟告知說明義務，不是包山包海，仍是有一定的範圍，因此法院認為，醫師告知義務的範圍，應以病患的主訴來界定，方符合醫療目的。

(3) 法院也認為，在一般情形下，如曾說明的，病人有拒絕醫療的可能時，便有說明之義務。這是個比較模糊的概念，因為前提是病人拒絕醫療的標準為何，每個人不同，反而前面 (1) 所提，「嚴重後果之風險、死亡率，或者就算小於 1% 的併發症或副作用，但會影響病人手術的意願及動機，仍是屬於需告知的範圍」，反而比較明確一點。要不然，只要病人抬出「早知道有這種可能，我就不開刀了」這理由，那醫師豈不是永遠要吃悶虧。

 老鄧給個說法

▶▶ 告知不嫌少

不管法條規定或法院見解，告知內容只會嫌少不嫌多，因此千萬不要只以法條為參考標準。而法院判

決中，(1) 不接受治療之後果；(2) 建議治療方案及其他可能之替代治療方案暨其利弊；(3) 治療風險、常發生之併發症及副作用暨雖不常發生，但可能發生嚴重後果之風險；(4) 醫院之設備及醫師之專業能力等四項，則是醫師比較常會忽略的內容。

▶▶非治療為目的的告知程度要求高

法院針對非以治療為目的的處置或手術，例如植牙或美容，其告知程度要求很高，幾近要求只要有可能都得告知。因為那不是治療疾病所必須，因此法院認為醫師必須將所有可能告知病人後，讓病人自己決定要不要接受該處置或手術，而不像治癒疾病般，是為痊癒或挽救生命所必須，因此除了特殊狀況外，通常只要求一般常見併發症或副作用一定得告知即可。

5 幼有所「長」，到底誰才算是小朋友的「長」輩啊？

案例

　　新北市有一對老夫妻，帶著乖巧懂事的小孫女到牙醫診所拔乳牙，牙醫師看見小女孩下顎門牙恆牙已經長出，沒有多想就塗上麻藥，幾秒鐘就把搖搖晃晃的乳牙拔了下來。小女孩沒哭也沒鬧，還開心的將拔下來的乳牙帶回家做紀念。怎知到了下午休息時間，小女孩的媽媽怒氣沖沖的跑到牙醫診所狂敲玻璃門，見到牙醫師一開口就喊說要提告，讓這位醫師相當錯愕。醫師表示，小女孩的媽媽跑到診所，看到醫師就破口大罵，直指爺爺奶奶沒有權力同意小孩被拔牙，堅持診所有疏失，不斷的跟牙醫師爭執。搞到最後牙醫

師只好找來小女孩的爺爺奶奶到診所對質，小小
診間當場上演一齣婆媳激戰的戲碼。

 分析與討論

這個案例要討論的是，到底哪位家長說了算，是
父母、父、母還是其他親屬也可以，這是因未成年人
無法行使同意權，所衍生出來誰有權代其行使同意權
的問題。

針對小朋友就診，為了降低不必要醫療糾紛，其
流程所需注意事項，建議如下：

▶▶ 首先要確認的事

(1) **確認小朋友年紀是否成年**：請記住，滿 20 歲
才是成年，不是 18 歲。現在小孩很早熟，有些要來
拔智齒或要求做矯正的青少年看起來很成熟，請不要
被外表騙了，一定要再確認一次。

(2) **確認陪同者身分**：除直接詢問陪同者身分外，

因有時陪同者除了父母，還可能會是家屬、祖父母或是安親班老師，故亦可透過詢問小朋友，再次確認陪同者之身分，以免馮京當馬涼。

▶▶ 向陪同者說明病情

　小朋友就診時，老鄧認為盡可能請陪同者一起在旁，除方便解說病情內容外，亦可當作萬一日後處理爭議之證人，當然說明部分還是需記載於病歷。

▶▶ 誰是可同意者？

　(1) 父母（○）：法律並未規定未成年人就醫一定需要父母雙方共同同意，所以只要父或母一方同意，牙醫師之醫療行為便無違法之虞，但前提是要先確認他們的身分真的是父或母。

　(2) 父母對未成年子女權利義務之行使或負擔（俗稱監護權）之人（○）：有監護權一方，此時便為未成年子女之法定代理人。但有時會面臨到一個問題，萬一父母離異，今天母親帶來就診，而監護權卻是判

給父親，此時該如何是好？

老鄧認為，除非是家長當面告知父母離異且監護權判屬誰，否則牙醫師只需依外在條件確定，其人為小朋友之父或母，便已達到法律之基本要求。

因為此類家庭問題之主動深究及查證，非屬於牙醫師醫療行為時之義務。今若由母帶來就診，牙醫師的責任在於確認其身分是否為母即可，除非父有主動告知、交代母告知或書面告知院所，需徵得監護權人父方同意才可進行醫療處置，否則對院所而言，其母便為由表象認定之法定代理人，只要獲其同意之醫療行為，便為適法。至於其母與監護權人父間之法律關係爭議，與牙醫師之醫療行為無關。

(3) **家屬（？）**：由於現代父母許多為雙薪家庭，小朋友常委託家屬照護（最常見是小朋友的祖父母），因此許多時候都是其祖父母帶來看牙，到底祖父母有無同意權呢？

一般來說，祖父母代為照顧的情況可分為：

a. 擁有監護權的祖父母（因未成年人無父母，或

父母均不能行使、負擔對於其未成年子女之權利、義務）；

　b. 與孫子女同住的祖父母；

　c. 日間照顧型的祖父母。

　a 之祖父母依法有權決定，此無爭議。b、c 則是日常生活中最常見的狀況，也最容易產生爭議，老鄧的建議是：

　原則仍以徵得父或母同意為最優先原則，特別是拔牙、根管治療等治療項目。

　如果父母無法聯繫，由於 b、c 之狀況，對於父母而言，乃屬將原由父母照護這段時間之「日常家務」，委託祖父母代理，因此徵得祖父母同意，亦屬有據，惟應將記載於病歷之上，甚者亦可請祖父母簽名作證。

　至於如果是由其他家屬陪伴而來，處理之原則亦同祖父母之情形，但仍以徵得父或母同意為最優先。

　(4) 學校老師或安親班人員（X）：由於該類人員僅因職務之需，而陪伴小朋友前往診所就診。所以除

非有家長授權之證明或現場電話徵得其父、母同意，
否則牙醫師之醫療行為（特別是拔牙、根管治療等侵
入性較大之治療），必須取得家長之同意，方不違法。

 老鄧給個說法

▶▶確認為小朋友父或母即可

針對父或母帶來就診的小朋友，醫師的義務是確
認其身分為親生父、母即可。至於父母是否離異或者
監護權歸屬，除非父或母主動提出，否則確認此類關
係非醫師進行醫療之義務。

▶▶以與父母確認為最優先

今天除了父母以外的人帶小朋友前來就診，如需
進行處置，仍在盡可能範圍內以徵得父或母同意為前
提，如此可避免不必要之糾紛。

▶▶ 清楚確認陪同小朋友來的人身分

目前雙薪家庭常會請家屬、祖父母、安親班老師，甚至幫傭帶小朋友前來就診。透過詢問小朋友確認陪同者身分，是件重要的事，特別當陪伴者身分是安親班老師或幫傭時，這種情況更是不必要醫療爭議的來源之一。

6 確認告知同意書有效性三步驟（一）：停不急

案例

　　病人C小姐至丙醫美診所就診，希望能讓自己看起來更漂亮一點。經A醫師診斷後建議C小姐可做微晶瓷美容，並拿出一份告知同意書，詳載施打微晶瓷注意事項及可能副作用。A醫師大略說明完後，便馬上請C小姐簽名，再來就直接施打微晶瓷在山根部位。沒想到一星期後C小姐整個鼻子竟然變黑，她一氣之下跑來診所要求賠償，要不然就提告。診所則告知C小姐已經在說明書上有提醒，鼻子有過敏的人要避免揉鼻，否則會造成鼻子變黑，C小姐則堅持自己沒揉鼻且A醫師沒說過敏要注意不能揉；如果有說，她會考慮不要做。

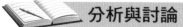分析與討論

　　如何檢視醫師與病人所簽的同意書，到底是不是一份有效的同意書，老鄧將分別以「停不急」、「看清楚」、「聽明白」三步驟，來讓醫師自行學習檢視及探討手上的這份同意書，到底有沒有效。有沒有效很重要，因為它將影響保護醫師自己的程度。

　　本章首先就步驟一「停不急」進行說明。

　　當醫師與病人簽完同意書後，第一件事情絕不是馬上施行該手術或處置，而是需先停下來，再度檢視及確認與病人所簽的這份同意書，到底有沒有問題，以下將分別用「慢得」、「確認」及「證據」三個方向來說明。

▶▶「慢得」，事緩則圓

　　不管是雷射美容、微整型或者牙科所規定的三項需填具同意書的手術，幾乎沒有一項有急迫性，特別是植牙，因此並不需立簽立做（當然很多醫師會立簽立做，是因為擔心病人跑掉了）。

　　因此在向病人說明告知後，請提供審閱期，讓病人把同意書帶回去考慮與決定，病人如果有任何疑問，可再請病人就診詢問（盡量不要以電話回答，口說無憑，除非錄音，而就診有病歷記載為據），最後如果病人同意該項手術，可請病人簽具後，再自行約診及就診，如此更可避免病人常用醫師沒給他足夠時間考慮為理由。

　　由於醫師解說完後，已請病人攜回同意書考慮，加上病人如有不懂的部分也已請病人可以再就診詢問（此部分可註記於該次就診病歷上），最後當病人自己決定同意本次治療之說明與程序後，又自己打電話來約診，如此病人就不容易再用被逼、被騙、被硬趕鴨子上架等理由賴給醫師了。

　　「慢得」是我觀察已久的心得，之前很少有人或書籍特別提出這部分，但沒想到最近發現法院判決也開始提到這論點。「……上訴人（病人）雖主張因丙（醫師）逼迫所致。上訴人於簽署同意書後3日始於實施手術，顯見上訴人進行手術前有相當時日考

慮，是否進行手術，以上訴人之年齡、知識及經驗觀察，應有充分時間考慮，是否需如期至甲醫院，實施系爭手術……」及「……觀諸病歷，所有手術皆是經過被告（醫師）說明後，安排下次時間再進行治療，並非當天率爾施作診療，原告（病人）應有考慮之時間……」，兩個判決都提到同一件事——「慢得」，也就是「事緩則圓」。

▶▶ 確認，再確認

不要以為醫師有說過，一定可以對病人產生作用；不要以為病人說好，就代表他一定要；不要以為病人有看醫師提供的資料，就代表他一定懂醫師想呈現的；更不要以為病人有簽了同意書，就等於這份就一定有效。以上這些都必須經過醫師確認、確認、再確認，一直到真的確認無誤了，才算得到真正肯定的答案。

▶▶ 證據，多多益善

很多醫師都認為，同意書不就是最好的證據了嗎？還需要什麼其他證據？基本上或許是如此，但對於能證明自己的證據當然多多益善，況且萬一同意書有瑕疵，此時其他的證明便有機會發生效果。法院也是持相同看法，「……又告知說明義務，以實質上已說明為必要，除有病人或其家屬簽名同意之同意書外，如尚有其他積極證據，足資證明病患本人於手術之前，已充分獲知醫療資訊者，即應認醫療機構已盡告知及說明之義務。」那其他積極證據所指到底為何？可以包括人證，例如護理或助理人員，甚至病人有參與之家屬，物證的話可包括有記載此告知事項的病歷，或者是錄下的影音檔都屬之。

本案例中填具同意書後所出現的問題，便是沒有「慢得」，簽完就做，沒給病人時間考慮，沒有「再確認」，簽完針對病人有過敏病史部分，沒再特別交代及確認注意事項，並且沒有其他「證物」證明醫師

有說，除了同意書外，也沒針對同意書上病人體質與此施打過程特別可能有關的部分，特別在該項旁邊簽名，或者另外記載於病歷上，以上如果都有，也許事情就會變得不一樣。

 老鄧給個說法

▶▶「停不急」、「看清楚」、「聽明白」

當病人填完同意書後，請記住，此時要做的不是立刻實施處置或手術，而是確認填寫有效同意書的三步驟──「停不急」、「看清楚」、「聽明白」，並依序操作及檢視。

▶▶事緩則圓

請記得，給病人考慮的時間，也等於給自己保平安的空間。不要急著做處置，最好讓病人回去好好考慮，不要擔心病人可能不會再來，強求的結果絕不會更好。

▶▶四不一要

「有說」不一定「有用」；「有好」不一定「有
要」；「有看」不一定「有懂」；「有簽」不一定「有
效」，要確認、確認、再確認。

7 確認告知同意書有效性三步驟（二）：看清楚

案例

　　一名罹患心臟疾病的 92 歲老翁，自費 120 萬元到甲醫院接受 A 醫師執行心臟瓣膜置換手術，不料引發心律不整及休克，雖經 A 醫師緊急更換手術方式搶救，仍宣告不治。老翁家屬控訴，之前老翁曾因心臟疾病就醫，A 醫師明知老翁已高齡 92 歲，竟仍鼓吹他進行心臟瓣膜置換手術，卻未進行審慎的手術評估，也未告知如果瓣膜無法定位，需改進行傳統胸前手術，僅稱是以微創手術及半身麻醉進行，手術風險極低，成功率達 95%～98%。於是家屬怒告 A 醫師業務過失致死罪。

分析與討論

當醫師簽完同意書，也經過「停不急」之後，那麼下一步可不是馬上做，而是「看清楚」。問題是要看清楚什麼？

要看的分別是同意書與病歷，看這兩份文書作業的重點有無漏掉，該記載的有無漏寫，千萬不要在「停不急」之後，就又怕病人跑掉急著做處置。

▶▶ 同意書要看哪裡？

簽署同意書的基本原則，除了依照衛福部於民國93年公告之「醫療機構施行手術及麻醉告知暨取得病人同意指導原則」（以下簡稱該原則）來操作外，還須配合衛福部在106年11月2日公告之新版手術同意書執行，因此在「看清楚」中的同意書部分，到底是要看同意書的哪裡呢？

(1) 看相關人是否都有簽名

醫師端的部分，手術負責醫師、麻醉醫師應於相

關同意書醫師聲明部分先簽名，並記載告知日期及時間，才能交付給病人審閱及簽名。

病人端的部分，原則上應由病人親自簽名（特別是留存醫院方那聯）。病人為未成年人或因故無法為同意之表示時，由法定代理人、配偶、親屬或關係人簽名，但親屬或關係人應為成年人。病人不識字、亦無配偶、親屬或關係人可簽手術同意書時，得以按指印代替簽名，惟應有二名見證人。

病人若病情危急，而病人之配偶、親屬或關係人不在場，亦無法取得病人本身之同意，須立即實施手術，否則將危及病人生命安全時，為搶救病人性命，依《醫療法》規定，得先為病人進行必要之處理。

(2) 看重點有無註記

依醫師的經驗，只要認為對於這次接受手術的病人，有特別可能需注意和提醒的地方，請將告知或在手術同意書上的重點以螢光筆或其他鮮豔顏色註記，並請病人於該處簽名。

(3) 看同意書是否一式兩份

　　醫療機構查核同意書簽具完整後，一份由醫療機構連同病歷保存，一份交由病人收執，千萬不要只填一份，不管給誰保存都會有問題，也盡量不要用電子檔簽名，基本上同意書對於法院而言，紙本可信度高，而且爭議比較少。

(4) 看有無可能變更手術術式

　　雖然該原則及新版手術同意書都有提到，手術進行時，如發現建議手術項目或範圍有所變更，當病人之意識於清醒狀態下，仍應予告知，並獲得同意；如病人意識不清醒或無法表達其意思者，則應由病人之法定或指定代理人、配偶、親屬或關係人代為同意。但當下真的找不到人時，手術負責醫師為謀求病人之最大利益，得依其專業判斷為病人決定之，惟不得違反病人明示或可得推知之意思。

　　但是該原則並無禁止於手術前事先告知得其同意，本案便是病人認為醫師無事先告知可能轉變手術

方式，但因 A 醫師術前有告知若手術當中產生無法固定人工瓣膜情形，必須轉為傳統手術挽救生命等風險，且這些在手術同意書上都有記載，另外他還花了一個小時，利用投影片向老翁及其家屬解釋整個手術療程，最後由家屬簽立同意書才進行手術，因此檢察官認為術前醫師已善盡告知手術風險的義務，所以將醫師不起訴。

▶▶ 看病歷註記

很多醫師當有簽同意書後，通常便不會在病歷上註記相關事情。其實為了保險起見，萬一手術同意書有瑕疵無法充分證明自己時，此時病歷上的記載便相對重要了。因此還是請每位醫師養成習慣，不管該項處置有無同意書（特別是無同意書之處置或告知），病歷一定要記載相關內容，以保安全。舉例來說，「……且依醫師於 98 年 3 月 26 日同年 6 月 9 日之門診病歷所載，均有詳述未進行放射及化學治療之原因，自難單憑病人之指訴，即認醫師全然未踐行應有

之告知說明義務……」，由此可知，要不是病歷有記載其告知項目的話，真要舉證自己有告知，真的還蠻難的。

 老鄧給個說法

▶▶確認告知同意書有效性步驟二──看清楚

當確認告知同意書有效性第一步驟「停不急」後，不是就馬上做處置，還要記得第二步「看清楚」，看清楚什麼？看的是同意書與病歷。同意書看有無漏的、缺的，而病歷則看已告知的部分有無記載上，特別是不需同意書的處置部分。

▶▶本人簽名為優先

病人本人簽名為原則，除非真不得已，千萬不要讓家屬代簽，或者沒事家屬與病人都簽，因為法院有類似案例，會認為這種簽法，很可能是手術前由家屬代簽，手術完才由本人補簽，所以只要本人病況允許

親簽，就只請本人簽就好。另外，一式需兩份，而且一定要兩份都有醫師跟病人的簽名，千萬不要只簽一份，最慘的是，還把醫師有簽的那份給病人，自己留著的是病人沒簽的那份。

▶▶同意書可補充註記

千萬不要以為同意書上不能增加任何文字，原則上如果需要補充的地方，例如本案有可能改變術式，最好說明完後直接加註在同意書上，並且請病人在旁邊簽名。

8

確認告知同意書有效性三步驟（三）：聽明白

　　一名20多歲年輕人，車禍昏迷，腦部大量出血傷勢嚴重，判斷應該是活不了。儘管醫師向家屬解釋危險性與風險後，家屬仍拜託希望幫忙手術；急救之後病人依舊昏迷未清醒，家屬怒告醫師瀆職，甚至懷疑醫師的處置，希望醫師出示病歷、說明急救過程等等。這讓進行急救的醫師幾乎心灰意冷，認為家屬對急救前的說明「彷彿得了失憶症」，甚至表示「我們當時也聽不太清楚你在說什麼」，都讓他感嘆「家屬如此翻臉不認人，醫師現在更要舉證自己無醫療疏失，以後真的還有醫師願意這樣拼命救人嗎？」

分析與討論

當病人告醫師時，特別是在手術後出現不滿意的狀況下，最常出現的一句話，就是抱怨聽不懂醫師的說明。聽不懂，到底是病人真不懂，還是病人不想懂，或者是醫師根本不想讓病人懂。也許以往的醫療環境有可能出現醫師不想讓病人懂的狀態，但現今醫療氛圍應該不太可能了。因此如果是病人不想懂，就要靠前面兩個步驟，「停不急」和「看清楚」來處理；但如果是病人真的不懂，就是要想辦法讓病人「聽明白」。如何能讓病人聽得明白呢？就要用「病人的邏輯，醫師的觀點」來說明。

▶▶ 醫師的邏輯

日本有本關於醫療上告知同意的書，原日文書名為《医師アタマ》（醫師的頭腦）。作者想藉由此書，告訴大家醫師在想什麼，然後醫師該怎麼把所想的說給病人聽，而且讓病人聽得懂。這本書在台譯本

書名為《醫師的邏輯，病人的觀點》，我覺得這是
對於告知同意觀念的一種詮釋，相信也是大多數醫
師所想的，如何把自己理解的、懂得的，說給病人
聽，而且讓病人懂。事實上這就是大多數人對告知
同意的理解，用醫師的邏輯，說明病人要的專業觀
點。但往往事與願違，醫師花了許多時間與心血說
明，卻發現有許多病人常常還是不懂醫師在說什麼，
就算醫師「有嘴講到沒涎」，病人仍是一頭霧水。
病人真的都很笨嗎？應該不是。那問題到底在哪裡？
怎麼會這樣呢？

　　我經過一段時間思考與研究後發現，由於醫師每
天生活在醫師的邏輯中，醫師的點點滴滴概念、觀念
與理念，就跟呼吸一樣，很少會覺得有任何問題。但
對病人而言，或許那是生活上從未接觸的領域，當醫
師習慣用自己的邏輯，來說明病人不懂的醫學觀點
時，當然容易發生理解上的落差。就像我剛在攻讀法
律碩士時，看到法官的判決書，奇怪不是都是中文，
怎麼每個字都會唸，但合起來就是有看沒有懂，一樣

的道理。

▶▶病人的邏輯

因此老鄧認為，那本書的書名應該改為「病人的邏輯，醫師的觀點」，因為只有用病人的邏輯來說明醫師的觀點，病人才真正有聽懂的可能。也就是說當想要向病人說明時，醫師應該用當時病人可以理解的邏輯，來說明醫師針對這問題的觀點，如此一來，病人才容易理解醫師到底在說什麼、想說什麼、要說什麼。

「病人的邏輯，醫師的觀點」，說起來很容易，但要如何操作呢？因為要解釋專業給非專業的人聽，畢竟不是件容易的事，不是喊個口號就能解決。老鄧認為可以用「通俗」取代「專業」、用「簡單」取代「複雜」、用「已知」解釋「未知」三個方向來操作。

▶▶通俗、簡單、已知

舉例來說，病人常會問我一件事，就是做了假牙

（牙套）後，還會蛀牙嗎？我可以用專業的角度分析一堆學術數據及理由來告訴病人，但相信大多數病人還是似懂非懂，而且因為似懂非懂，更容易引起不必要的誤會及醫療糾紛。透過「通俗」、「簡單」、「已知」三個原則，我的解說方式便是，假牙就像安全帽，安全帽在一定的撞擊下雖然可以保護頭部，但不代表怎麼用力撞，安全帽跟頭都不會壞或受傷，更不代表帶了安全帽後，頭部這輩子再也不會有任何問題。因此如果醫師都能嘗試透過「通俗」、「簡單」、「已知」的原則，來向病人說明自己想要解說的專業，除了讓病人更容易理解外，相對的，醫療誤會應該會減少很多。

 老鄧給個說法

▶▶當病人不想懂……

當發現醫師努力解說，但病人一副並不太想懂或不太認真想聽時，就要記得「停不急」和「看清楚」

這兩件事。透過事緩則圓、四不一要，及看清楚同意書與病歷上有無詳實記載來保護自己。

▶▶當病人真不懂……

隔行如隔山，如何把專業講給不懂的人聽，是門需要學習的技能，透過「病人的邏輯，醫師的觀點」，及運用「通俗」、「簡單」、「已知」原則來做說明，應該就能得到好的中翻中效果，也可以避免許多不必要的誤會及糾紛。

9

有效同意書的效力

案例

　　病人 B 前往乙眼科診所詢問近視雷射手術，
然經 A 醫師檢查雙眼，告知經過評估後認為可
進行 LASIK 手術，隔日即安排手術，結果病人
B 於手術後發生瀰漫性層間角膜炎，於是要求 A
醫師負責。A 堅稱已請 B 簽署雷射屈光手術同意
書，但 B 表示施行手術過程前後均無人告知上訴
人施作手術的風險，且自幼在國外長大，B 堅稱
自己的母語是英文，看不懂、聽不懂，也不會說
中文，完全不清楚簽字的內容，加上該手術為非
必要之手術，亦無任何急迫性，A 刻意未告知 B
術後產生併發症之機率、發生嚴重後果之風險與

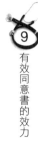

術後複診之重要性，卻仍告知 B 可進行手術，因雙方無法達成和解，於是 B 堅持提告。

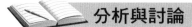 **分析與討論**

　　這個案例有個重點要釐清，就是有關同意書效力的問題，因為有些醫師一直認為簽同意書是件沒有用的事，病人就算簽了同意書後，想告還是會去告，根本不認帳，造成醫療糾紛或訴訟，因此許多醫師一直很不認真甚至抗拒落實簽具同意書這部分。

　　但同意書真的沒用嗎？老鄧告訴你，同意書真的有用，前提是醫師必須確實依照醫療常規執行醫療業務，及確實履行告知及同意的部分後，才會有效。然而同意書在民、刑事結果上有哪些差異？或者填具一份有效同意書到底有哪些效用呢？

▶▶ 同意書與民刑事責任關係

(1) 同意書與刑事責任

目前雖然法院見解尚未統一，有認為不論同意書有無，皆與刑法上過失無關，仍須視其醫療行為是否違反醫療常規來斷定。不過，有一些法院判決，對於無效同意書的醫療行為，仍會視為醫療過失，因此為了替自己省去麻煩，還是認真填具一份有效同意書比較實際。

(2) 同意書與民事責任

與刑事責任不同，如果病人提起民事訴訟，基本上醫師只要被法院認定未確實告知、同意書之簽具不完全或無法舉證自己有效告知，幾乎就跟敗訴畫上等號，因此有效同意書之簽具在民事訴訟上，是非常非常重要的證據，千萬不要漠視它。

▶▶ 有效同意書的效力

(1) 舉證責任轉換

「舉證之所在，敗訴之所在」這句話相信大家耳熟能詳。一般而言，許多醫師都擔心是不是只要病人

一耍賴，說他聽不懂，法院一定會要求院所舉證病人有聽懂。其實並非如此，雖然院所對於病患有無依規定告知並得其同意之事實，通常依舉證責任分配原則，應由院所負舉證之責任，但如果院所可證明其同意書已確實告知，且病患也已於手術同意書上簽名，這時便產生了舉證責任轉換，也就是此時若病患仍堅持他聽不懂或醫師未告知，則病人必需負舉證責任，證明「醫師實際上並未告知或者醫師告知的他聽不懂」。

以本例來說，雖然病人 B 一直堅持 A 醫師沒說，但 A 醫師除了舉證他有確實說明外，更因 B 已在手術同意書上簽名，因此舉證責任倒置，法院要求 B 證明自己為何看不懂、聽不懂，而且法官認為 B 亦非與世隔絕而無常識或至愚之人，對於簽名所代表之法律意義自不得諉為不知，豈有完全不了解文書真意即率爾簽名同意之理。也就是說，如果醫師已證明自己之告知及同意為有效及合法，但病人仍堅持醫師未告知或聽不懂，此時法院會要求病人必需舉證自己聽不懂或看不懂。

(2) 風險承擔者不同

當醫師已有效告知或已完成有效同意書之簽具，且所執行的醫療行為也依照醫療常規，當發生手術同意書上已告知的風險，例如併發症或副作用（**固有風險**），此時該風險則由**病患承擔**，而與醫師無關。

但若發生的風險例如消毒不完全或紗布遺留體內等（**非固有風險**），則就算是所簽具之同意書有效，其責任仍歸屬醫師，也就是該類風險必須**醫師自己承擔**負責，與同意書有效性及有無簽具無關。

當醫師的告知是不完全或無效，或者所簽具的同意書無效或不完全時，則不管是「固有風險」還是「非固有風險」，責任及風險一律都是由醫師承擔。

 老鄧給個說法

▶▶同意書有效是前提

針對任何醫療爭議或訴訟，一份有效的同意書是

前提，特別是民事訴訟，沒有它幾乎穩輸。就算病人不提訴訟，當你該簽有效同意書卻沒簽，你跟病人談判的氣勢絕對會輸一大截，甚至是一路挨打的局面，因此特別對於一定要簽同意書的醫療處置，絕對要簽。

▶▶誰需舉證，誰倒楣

　　一份有效的同意書，會讓原本需要院所舉證有告知的義務轉換，變成病人舉證他自己聽不懂，或醫師告知不完全。證明聽不懂比證明沒說可難多了，因此想讓自己站穩訴訟能贏的好位置，依照規定讓病人簽具一份有效的同意書，醫師才能讓自己面對醫療糾紛時輕鬆許多。

10
醫師，你幫我決定就好

案例

　　病人 C 前來乙醫美診所就診，希望做雷射除斑，A 醫師除了充分事前告知與說明外，該填的同意書一份也沒少，甚至還留了充足時間，給病人慢慢考慮後再做決定，最後病人 C 卻回了醫師一句話：「醫師你說的我都聽不懂，你是醫師，你幫我決定就好。」此時的你會如何回應病人？

分析與討論

　　針對醫療，首先有件事一定要搞清楚，法律賦予醫師告知的義務，但沒賦予醫師需幫病人做決定的權

利。這卻是許多醫師的不良習慣，把病人的權利當作是自己的義務，變成告知是醫師的權利。為了避免不必要的醫療糾紛，首先便須隨時提醒自己，告知是醫師的義務，決定才是病人的權利。

▶▶ 告知是醫師的義務，決定是病人的權利

當醫師心中有這超級重要的觀念後，接著要做的事就是要想到你要怎麼說及說什麼，才能善盡自己告知的義務。如果不知該說什麼或跟誰說，《醫療法》及《醫師法》規定的很清楚，應向病人或其法定代理人、配偶、親屬或關係人告知其病情、治療方針、處置、用藥、預後情形及可能之不良反應。先不要問醫師有沒有做到，因為說不定很多醫師連聽都沒聽過這條規定，不過，只要是發生醫療糾紛與訴訟，病人第一個拿出來挑醫師瑕疵與毛病的就是用這條，因為《醫師法》規定需告知而許多醫師就真的沒有善盡告知的義務。

當醫師善盡告知的義務之後，接下來要做的就是

將擬定的治療計畫（一個或多個）讓病人自己選擇。
請注意，雖然法未明文，但法律規定告知的最終目
的，當然是為了獲得病人同意，要不然總不會只規定
要你需告知，但可以不用管病人同不同意，而這同意
權的行使，依法最大的差異只是需不需要書面化（同
意書）罷了。

當進行到這步驟，就會出現「醫師你幫我決定就
好」，或者「醫師這是你的專業，我不懂，所以都由
你決定就好」這種回應，此時醫師千萬要 hold 住，
不要被病人的「肯定」掩沒了理智。如果你已善盡告
知義務，聽到這類話的時候，你要做的不是直接幫病
人決定，也不是丟一句「我不想幫你負責，你自己決
定」，因為畢竟有專業的是我們，所以當下要做的不
是立即直接回應他的話，而是老鄧建議醫師可依照治
療選項對病人說明如下：

(1) **當治療選項大於一個：**「基本上依照你的病
情，我給你這些建議及治療計畫，你可以考慮看看哪
項比較符合你的需求，甚至你可以到其他院所徵詢其

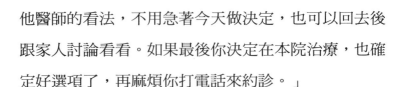

他醫師的看法，不用急著今天做決定，也可以回去後跟家人討論看看。如果最後你決定在本院治療，也確定好選項了，再麻煩你打電話來約診。」

(2) 萬一真的治療選項只有一個：「依照你的病情，這是我給你的建議及治療計畫，你可以不必急著做決定，回去考慮看看，甚至你可以到其他院所徵詢其他醫師的看法後，再選擇你可以接受的方式治療。如果最後你決定選擇接受我的治療計畫，再麻煩你打電話來約診。」，不過老鄧良心建議，除非你對自己實在太有信心，否則不要只提供病人一個選項。

但請注意，不管 (1) 或 (2) 都必須註記在病歷上，因為萬一真的幫病人做了醫師所建議的處置，將來有醫療糾紛，病人最常提出的辯解就是醫師沒給他選擇的權利，所以法官便會問醫師有沒有告知病人選項，及醫師為何選擇這治療方式，此時你才有資料可以回答，告訴法官你有告知且讓病人自己選，而且是有足夠時間思考，最後還是他自己主動打來約診的。

老鄧給個說法

▶▶ 告知真的很重要

相信我，只要病人一提告，一定會引用醫師未確實告知這條法規來提告，因此有沒有告知、何時告知、告知確不確實，變成是醫師的一個重要課題，不要輕忽，更不要不理會。

▶▶ 現場不做決定

當醫師向病人說明完畢後，病人也許會有許多理由希望醫師幫他做決定，此時醫師要做的不是立即答應病人的要求，而是堅定自己的原則，並解釋：「我負責提供你選項，也可以建議你選項，但我不會希望或要求你現場答覆及決定，請你回去與家人好好討論清楚，或有需要可以徵詢第二意見後再決定就好。」

請記住，「這是最好的時代，也是最壞的時代；這是智慧的時代，也是愚蠢的時代；這是信仰的時代，

也是疑慮的時代。」

　　這是狄更斯在《雙城記》寫下的話，但在現今醫療環境下顛倒過來用也剛好，「這是最壞的時代，也是最好的時代」，因為醫療環境的險惡，也許磨滅了許多人當初投入醫師這個志業的初心，但也因為險惡，反而讓醫師願意去了解法律對於執業到底有多大的影響，因為有時不是法律的錯，也不是病人的錯，真的是自己的醫療行為早就違法而不自知。因此，藉此重新釐清自己在法律的地位與適用，說不定會是另一個醫療環境開始的契機。

第二篇

病歷

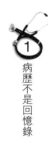

1 病歷不是回憶錄

案例

　　甲牙醫診所因健保已給付項目卻要求病人 B 自費，而被病人 B 一狀向健保局檢舉，健保局效率極高的至甲診所訪查及要求提出相關病歷，結果診所無法提出相關資料。經健保局仔細調查後，發現甲診所許多病歷竟然只記載至半年前，有的甚至還只記載到兩年前。原來甲診所除非被健保局抽審時才會記載病歷，否則都只在病歷上以鉛筆簡單寫上健保處置代碼，結果當然甲診所除被以健保相關法規處罰外，之後還被移送衛生局調查及懲處。

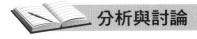 分析與討論

　　自從健保開辦以後，許多醫師以為病歷的記載就只是為了申報健保，完全忘記病歷最初的功能。更慘的是，萬一真的遭遇醫療糾紛，由於病歷實在記載的太簡單，完全失去法律上保護醫師的功能，通常醫師最後的下場只能用慘慘慘來形容。因此病歷篇一開始，老鄧要強調的就是病歷不是回憶錄，請當下一定要確實填寫。

▶▶病歷應是記錄當下的記憶

　　病歷之「即時性」，對於病歷是絕對必要且重要的，因為醫事人員記載病歷時，除了應該清晰及完整外，更重要的便是記載需詳實、真實與即時。病歷需記載的主要內容皆包括在《醫師法》與《醫療法》中，如屬情況緊急，醫事人員雖可以口頭方式告知，但仍應於 24 小時內完成書面紀錄。因為病歷如未即時記載，而是在日後補載，不僅容易因記憶不精準發

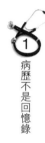

生錯誤外,更可能影響可信度,甚至衍生真相還原之困難,故在實務上病歷如未即時記載,其真實性便常常成為醫療糾紛中醫師之一大罩門。

臨床上常見病歷記載方式,依時間可區分如下幾類:

(1) **立記**:這是最好的習慣,也是保護自己最佳的方式,不僅守法、依法,更不會違法。但是對於許多診所而言(特別是牙醫診所),似乎常因健保病人量多、醫師忙或者自費病人的關係,往往都不易做到,甚至也不想做到。

(2) **日記**:有些診所可能因為某些因素,當下雖無法立即記載病歷,但仍依《醫療法》規定於 24 小時內補載,雖然晚了點,還算是合法及守法,但記憶可能已開始略為失真。

(3) **週記**:曾經見過有些診所,每次看完病人後,便將所做過之處置代碼,由自己或請助理寫在約診簿或病歷上,每週一次依照約診簿或病歷上所載代碼,再轉載於病歷上。如此所做之健保紀錄對於申報健保

費用或許不會出錯，但這可能只是份符合申報健保的病歷，但醫生應該想不太起來，病人當初就診的目的及敘述了吧。

(4) 月結：少數診所的醫師更神，只有當在申報健保時，才會想到病歷。那幾乎是一個月後的事了，實在不知除了健保申報項目外，還能記得什麼，也許這樣做的醫師自認記性真的很好吧。

(5) 年鑑：十幾年前老鄧擔任健保審查醫師時，到某診所實地訪查，赫然發現該家診所總是拖到申報的兩年期限快到的最後一天才會申報。一調閱病歷後，發現病歷記載都是停在兩年前，經詢問才知，只有當申報的時候，才會記載兩年前該月之病歷。當下實在不知該佩服這名牙醫師的記性好，還是該佩服他的創作功力。

▶▶ 病歷不是回憶錄

當下立即記載病歷，記憶是最清楚無誤的，其他時間點的記載都是回憶，只是回憶多久以前的事而

已。就算醫師的記性再好，隨著時間流逝，記憶將會變得不再是可靠的絕對因素，相對的，病歷也不再是你的護身符。而且請不要忘記，病歷的作用不是只為申報健保費用，還是保護自己從醫療糾紛中脫身的最佳武器。

把病歷當回憶錄的風險如下：

(1) 主訴會遺忘

病歷記載中最主要的便是病人主訴。主訴除是病人前來就診的最主要問題外，還是告知範圍界定之主要依據，更是當次醫療契約有無履行之檢驗。對於一個類似回憶錄的病歷記載，最準確的可能只有健保申報代碼與項目，但對於病人當次主訴內容、用語、甚至情緒，隨著時間流逝，應該都付之闕如，如果真的寫得出來，應該是創作而不是病歷了。

(2) 口述會淡忘

病歷中除了主訴外，還包括有許多醫師告知病人

的項目、內容或病人需配合、未配合之事項等。這些
雖不會影響費用申報，但一旦出現醫療爭議時，這些
內容的確實及即時記載，便有可能從 small potato，
搖身一變成為保護自己重要無比的武器。當寫回憶錄
時若連主訴都已想不起，更何況其他就診細節，怎麼
可能還想得起來；真想得起來的話，這本病歷應該不
只屬創作小說，而且還是本科幻小說了。

(3) 被告就難忘

　　不管是日記、週記、月結或年鑑，就算遺忘主訴
或淡忘口述，都有辦法申請到健保費用，《醫療法》
及《醫師法》怎麼規定似乎也影響不到健保費的申
請。不過，只要遇到一次醫療糾紛或若被告過一次，
你一定會後悔，後悔寫回憶錄，後悔創作小說，因為
你發現不僅法官不會相信外，更可能當你被病人或法
院要求保全病歷時，發現連寫回憶錄或創作的時間都
沒有了。最後，一份充滿健保代碼或簡陋的病歷，除
了自己，應該沒人懂，也沒人願意相信你。

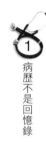

 老鄧給個說法

▶▶ 病歷不是創作

創作是條艱辛的路，但對於病歷而言，創作回憶錄，更是一種可能人、財兩失的冒險，法官可能未見醫師文學修辭之利，而已因其真實難辨，而令醫師先蒙其弊。所以老鄧常說，古代先賢認為醫學是門藝術，但可沒人說過，病歷是件藝術品。所以為了自己好，對於病歷之立即性，不要心存僥倖，更不要挑戰，好好確實寫，因為病歷是永不死亡的證人（Medical record is the witness that never dies.）。

▶▶ 越早記載越準確

病歷的即時性，除了清楚記下病人當時的狀況外，另一個重要的目的便是針對當時病人的主訴、處置及反應能有更準確的記載。而這準確的重要性，在面對醫療糾紛或訴訟時，可以充分發揮保護醫師無可取代的功能，所以，為了自己好，想記要趁早。

2

不要寫一份只有自己看得懂的病歷

案例

　　B 病人因心臟不舒服至乙診所就診，經檢查後並無發現任何問題。於是 A 醫師將檢查結果記載於病歷，其中一句記載為病人「R/O」細菌性心內膜炎（Bacterial endocarditis）。病人事後不舒服掛急診，怒告 A 醫師有疏失，但 A 醫師抗辯說他在病歷有記載「疑似」細菌性心內膜炎且有告知病人，請問如果你是鑑定醫師，這份紀錄所謂的「R/O」的原意，你會認為到底是「排除」心內膜炎，還是「疑似」細菌性心內膜炎呢？

分析與討論

對於病歷記載而言，病歷之可辨識性及可讀性是相當重要的一環，特別是面對醫療訴訟而病歷須送鑑定的時候。所以，為了避免病歷鑑定者看不懂或會錯意，病歷記載的首誡便是「不要寫一份只有自己看得懂的病歷」。那麼有哪些事項須注意呢？

▶▶字跡勿潦草

以往病歷只寫給醫師自己看，因此沒人在乎你寫的內容簡略或潦草，也不需要讓別人看得懂。隨著健保開辦，病歷除了給自己看以外，還得讓審查醫師看得懂，如此才請領得到健保的費用。

但近年來醫療爭議與訴訟與日俱增，醫師記載的病歷增加了許多讀者，包括法官、檢察官、律師等，雖然他們不見得理解或明瞭病歷內容的醫學真正意涵，但至少寫一份讓他們看得懂的病歷，卻有其必要。因為你的官司繫於他們身上，如果他們無法辨

認，或者醫審會鑑定時因你寫的內容過於簡略、潦草
或甚至完全無法辨識，導致無法判讀或解讀你的真意
與行為時，無異是將證明自己未違法的最好武器拋棄
了，除了可能因為病歷字跡潦草無法辨識或判讀，被
健保專業審查不予支付外，更容易將自己推入司法牢
籠之中，實在不能輕忽。

▶▶縮寫莫濫用

　　有些醫學專有名詞很長，而使用的頻率也高，每
次重寫很繁複，因此醫護人員慣用醫界人看得懂的縮
寫。但同一簡稱，在不同的領域有不同的詞意，也有
醫師不依通用簡寫的原則，自創簡寫、縮寫，對此，
老鄧真心建議除非符合現在健保審查注意事項中，衛
服部公告的統一縮寫外，建議盡量不隨便使用簡寫、
縮寫，特別是自創的寫法，以免遭不必要的誤解。例
如本例中的「R/O」，要很確定你的「R/O」就等於
其他人的「R/O」嗎？每個人對「R/O」的定義一樣
嗎？如果不是或者無法確定，這種縮寫就應避免。

▶▶英文或中文，清楚明瞭最重要

關於病歷之記載，依據《醫療法》及《醫師法》相關規定，並無強制一定得用中文或英文書寫。目前除了中醫師外，大多數的醫師還是習慣用英文書寫，但病歷主要的目的是傳達訊息，所以清楚明瞭的記載，應為第一考量，盡量少用含糊、模稜兩可的字句，並注意文法、拼字的正確，以避免誤會。若沒有把握自己寫的英文是否能夠明確表達訊息，不妨用中文加以註解，或直接以中文書寫，真的不要勉強自己一定要寫英文啦。

本案就是一例，R/O 在醫學上有人解讀為「排除」，也有人解讀為「疑似」，兩者對病情解讀結果天差地遠，既然如此，為何不直接用中文或者英文原文就好，不是直接又明瞭嗎？

▶▶不要連自己也看不懂

由於醫療爭議或訴訟發生，都非發生在看診當下

或看診完後數日，有時甚至在數月或數年後，因此當
經過一段時間後，人、事、時、地、物都已記憶模糊，
所憑藉喚醒回憶的只剩病歷，但萬一此時竟然連自己
也看不懂自己以前寫的病歷時，那真的只能徒呼負負
了，因為連自己都看不懂、想不起來，送醫審會應該
也鑑定不出結果，說不定還會導致反效果，到時能幫
自己的可能只剩「解籤的廟公」了吧。

　　因此寫出一份至少讓該看得懂的人懂的病歷，是
保護自己重要的第一步。

 老鄧給個說法

▶▶中文英文一樣好

　　當英文程度不足以準確、明確表達病人的狀況或
處置時，或者無法確定該用語只有一種意思時，真的
不要不好意思使用中文，尤其是主訴。因為主訴是病
人表達自己狀況的語言，很多時候主訴使用中文，反

而能最準確表達病人真正的意思及狀況。

▶▶ 能夠看懂最重要

病歷不管是讓自己看得懂，或是讓別人看得懂，兩者一樣重要。自己看得懂，才能幫自己辯護；別人看得懂，才不會誤會自己的清白。

▶▶ 有寫總比沒寫好

一份病歷紀錄的內容過於簡略，也許當下自己看得懂，但時間一久，相信自己也很難確實記得到底內容為何，此時不僅要替自己辯解困難，法官更是會因病歷記載不清，而認為醫師未盡注意義務，而容易有不利醫師之心證判定。所以還是老話一句，應該寫的、需要寫的或可能要寫的，還是好好寫，畢竟病歷書寫再怎麼麻煩，應該也不會比上法院麻煩。

3 Chief complaints，是主「訴」，還是主「輸」？

　　病人 B 宣稱因為即將出國留學，前往丙牙醫診所就診，要求檢查及處理牙齒狀況，但由於他未約診，A 醫師只能幫他洗牙，便結束該次療程。半年之後病人家長前來診所爭吵，要求 A 醫師應負責其小孩在美國因智齒蛀牙疼痛而需拔除的費用三萬元，理由是病人之前來診所是要求檢查蛀牙並處理需處理的牙齒，而 A 醫師未檢查出智齒有蛀牙及未處理，害 B 在美國多花錢去拔牙。而 A 醫師則堅持病人 B 只要求洗牙，並未要求檢查蛀牙。

分析與討論

此案有三個爭議點需釐清：第一，主訴到底為何？第二，誰說的算數？第三，如果只要求洗牙，是否牙醫師需負責牙齒檢查義務；若需負責，則該需負責到何種程度？

▶▶ 何為主訴？

有關病歷應記載的內容，《醫師法》第 12 條第 2 項規定，除應記載病人姓名、出生年月日、性別、住址等基本資料外，依法還需記載就診日期、主訴、檢查項目及結果；診斷或病名；治療、處置或用藥等。而「主訴」（chief complaints）乃病人就診的主要問題或要求，醫師應盡量以病人主觀的陳述來記錄，避免使用醫學專門術語或診斷用詞，否則就無法稱作主訴了。

雖然《醫師法》自 90 年修法後明文規定需記載主訴，但以往卻容易為醫師所忽略而未記載於病歷之

中，直至健保署規定 98 年 3 月 1 日以後病歷若未記載主訴，則直接行政核減該筆健保費用，且不准申覆，於是許多醫師才被逼養成有寫主訴的習慣。

▶▶ 誰說的算數？

以本案為例，原醫師病歷記載為病人要求洗牙，但病人堅持是要求檢查牙齒，而牙醫師只幫他洗牙，此時真相為何？無人可知，也無人可證明，只有各說各話。除非當初病人有錄音或有其他人可為證明，否則真的會陷入羅生門中。遇到這種狀況該怎麼辦，誰說的算數？

常有醫師抱怨說病歷書寫在訴訟上好像是文字獄，但真的有需要時病歷就有可能救了你。因為當病人提不出任何證據（口說無憑），而牙醫師在當初病歷上記載為「病人要求洗牙」，於是在訴訟中，法官往往會認為牙醫師寫此病歷紀錄時，並不會預知將來有糾紛而故意造假此段病歷，因而相信這份病歷為真的，於是該份病歷之證明力更有效於病人的口說無

憑，而讓牙醫師勝訴機會遠大於病人，因為此時就是牙醫師的病歷說了算。

▶▶ 只要求洗牙，也包含檢查牙齒？

如果只以支付標準表來說，洗牙就只是洗牙，雖然衛福部要求，洗牙時需有口腔衛生教導（OHI），但並沒有明指幫病人檢查蛀牙算是包含在洗牙處置之中。

有醫師會問，病人如主張健保中有初診診察 x-ray 檢查這項，而因當次牙醫師未做此項，所以牙醫師需負責。其實本項名稱雖為初診診察，但並未規定必須第一次就診就得做，更沒規定一定得做，牙醫師可依門診實際狀況裁量。

如果醫師真的要做到不落人口實，最好的方式可以告知病人，今天因為時間的關係，只能做洗牙處置，至於進一步檢查或健保可做的初診診察必須另行約診。當然這些內容還是須於病歷詳載，若之後病人不約或者不來，風險責任則轉移至病人（不是不做，

只是另約），而與牙醫師無關。

　　有一點許多醫師也許不太清楚，醫師與病人所成立的醫療契約，不管是類似委任契約或是承攬契約，醫師所需負的注意義務，為善良管理人責任，也就是責任最大的注意義務。因此老鄧認為，如果肉眼可見的蛀牙或稍微注意便可辨識之蛀牙，牙醫師應有責任提醒病人當次或再約診處置，並應載明在病歷之中，至於病人願不願意約診或願不願意來，則是另一回事。但如果是需透過 x-ray 方能辨識之牙縫蛀牙或埋伏齒蛀牙，便不屬該次洗牙契約應包括的內容。

 老鄧給個說法

▶▶ 主訴一定要記載

　　主「訴」不要變主「輸」。主訴記載是證明自己所處理的內容，是依照病人所陳述及要求的最佳證明。

當病人認為醫師的處置與他就診的目的不同時，病歷上的主訴記載便是最好的證據。例如常有病人事後爭執，醫師治療錯顆牙或拔錯牙，此時主訴之記載對於釐清此類爭議就非常重要。

▶▶「主訴」之病情，影響醫師對危險說明義務之範圍

　　最高法院認為，患者「主訴」病情，構成醫師為正確醫療行為之一環，唯有在患者充分「主訴」病情的情況下，始能合理期待醫師為危險之說明。

▶▶主訴≠主處置

　　基本上病人該次主訴，理應當下馬上處理，但有時需要讓病人有足夠時間考慮所建議的處置方式，該次療程則有可能先經病人同意處置其他非主訴項目，此時該次主處置便非該次主訴的處置。因此有一點便須非常注意，「要把醫師為何當次沒先做病人主訴所要求之處置的原因且病人同意載明在病歷上」，否則

日後病人再來爭執，醫師大概也不記得當初的原因為何，結果當然一定有理說不清，切記，切記。

▶▶當次沒時間做的檢查或處置，可藉由與病人另次約診釐清責任

以本案為例，如果病人要求詳細檢查蛀牙或其他處置，但當次時間不夠，則可透過告知病人實際狀況，如需處理得另行約診，來免除醫師為當次處置病人所要求主訴之相關法律責任，並建議應在於病歷載明已建議病人再就診或再約診。

4 你該知的其他應記載事項（一）：醫師已告知事項

案例

　　病人 B 前往丁中醫診所就診，由 A 醫師負責診察治療，經過多次就診後，病情不見改善反而加重，於是 B 前往大醫院檢查，竟發現自己是肺部嚴重感染病變。B 認為 A 醫師沒有善盡告知義務，且當 A 醫師沒有能力治療自己的病況時，更未依法建議轉診，害自己病情加重，因此對 A 醫師提起告訴。

 分析與問題

　　在此透過本案例，將說明幾項與病歷特別有關，

且醫師一定要了解的地方。第一，針對《醫師法》第
12 條中有關病歷應記載事項，其中有一個「其他應
記載事項」，「其他」到底是指什麼？第二，當法規
未規定所治療項目需強制填寫同意書時，醫師如何可
以證明自己已告知病人？第三，針對「其他應記載事
項」，對於醫師已告知部分，有無特別該注意應記載
內容？

▶▶「其他應記載事項」是指什麼？

《醫師法》第 12 條有關病歷應記載事項，應至
少包括主訴、處置、治療等，其中有一個是「其他應
記載事項」，法條中未明確說明「其他」到底是指什
麼？因此常造成許多醫師誤解，以為這條文是廢文，
並無實質意義。

但老鄧只能說，這樣想就錯了，這點才是本條文
真正精髓所在，少寫了「其他」就會有許多其他問題
出現，因此這是該條文重要中之重要的項目。老鄧參
考相關資料及法院判決後，將「其他」分成：(1) 醫

師已告知事項；(2) 病人已同意事項；(3) 病人拒絕事項與醫師處置的理由；(4) 病人未告知或未配合事項等四類，並且以連續四個章節來說明，本章就先來討論醫師已告知的部分。

▶▶ 無強制填寫同意書之處置時，該如何證明？

對於法規未強制簽署手術同意書，或者未簽具告知說明書的治療或處置，為了日後能提出證明自己有說、有做、有建議的證據，最理想的方式便是，當只要與病人討論的內容涉及重要事項時，應將此部分內容記錄於病歷之中。例如已有告知治療風險、併發症或後遺症等，病人同意或不同意醫師所建議之處置，或者是對於病情後續有影響之建議及勸告事項，如當時有其他家屬在場，甚至最好一併記錄家屬人數及身分。因為這些未被規定需強制填寫同意書的治療項目，往往是最容易被病人挑毛病或找碴之處。

法律雖有規定應告知，但無規定需填告知書，因

此當許多治療處置其結果雖未違法或無疏失，但因病人不滿意或者故意不滿醫師處置內容或結果而產生爭議時，便常因這些法無明文需記載部分，導致許多醫師容易陷於舉證困難或不完整的困境。於是當面對有些病人無理要求，雖然醫師未違法或治療已符合醫療常規，卻因無法舉證證明自己有理、合理，反而陷於訴訟或調解不利的地位。

因此為了證明醫師已告知，養成習慣將已告知內容記載在病歷之中，也就是所謂的「其他應記載事項」，當有需要時，說不定這些紀錄就可以拯救你。

▶▶建議轉診一定要記載

針對記載已告知部分，依照經驗就是包括一些可能有機會產生爭議的臨床處置，特別是沒有強制填寫告知同意書的處置。其中有一項要特別注意的便是，當醫師建議轉診時，一定要記載在病歷上。

當面對病人的病情無法確定，希望能得到更進一

步資訊，或者因自己診所限於人員、設備及專長能力，無法提供完整治療時，應建議病人轉診，做進一步的治療或檢查。但如果醫師一直建議病人轉診至大醫院做檢查或治療，病人始終都未配合，只願一直來診所就診，此時病歷便需建議轉診一次就記載一次，說不定這記載就能救了自己。因為萬一哪天病人病情惡化，反告醫師未積極協助處置，害醫師無辜吃上過失官司，此時醫師記載的病歷，就成了最好的護身符了。

以本案為例，病人 B 認為 A 醫師沒有建議他轉診而延誤他的病情，但是因為醫師提出病歷記載證明，病人 B 每次就診時 A 醫師都有建議病人轉診至大醫院照 X 光或檢查肺部，因此法院認為 A 醫師之診療行為並無違反醫療常規，造成導致 B 病症加重之過失。由此可見，還好病歷有記載，要不然就真的有理說不清了。

老鄧給個說法

▶▶「其他」最重要

千萬不要以為法條寫的模糊，你也真的把這條文模糊看待。「其他」寫的清楚，你的責任才會清楚；「其他」寫的模糊，你的法律責任就會更難說清楚。

▶▶不能忽略的「其他應記載事項」

不要以為「其他」就是隨便記載，至少有四方面絕對不要忽略：(1) 醫師已告知事項；(2) 病人已同意事項；(3) 病人拒絕事項與醫師處置的理由；(4) 病人未告知或未配合事項。

▶▶建議轉診必記載

「其他應記載事項」中，「其他」的第一種便是醫師已告知，特別是依法不需簽同意書的部分。例如本案中的「轉診建議」，當醫師依法建議病人轉診，

不管有無填寫轉診單（轉診單並非《醫療法》上轉診必備要件，只是規定必須開立轉診病歷摘要，轉診單僅是健保署在行政上管理所做的要求），請切記一定要記錄在病歷中，因為你無法得知病人何時願意前往轉診或者不想轉診，所以此時唯一能做的就是，除了善盡告知義務外，一定要將建議轉診記載在病歷上，切記，切記。

5 你該知的其他應記載事項（二）：病人已同意事項

案例

　　病人Ｃ前往甲牙醫診所想檢查及整理蛀牙，
Ａ醫師經診斷後幫病人填補了三顆蛀牙，結果兩
天後其中有顆牙超痛，Ｃ回診時Ａ醫師建議該顆
牙應接受根管治療並裝上假牙，Ｃ為了趕快解決
牙痛，於是同意Ａ醫師建議。但事隔多天後，Ｃ
越想越不對，覺得本來牙都不痛的，一定是Ａ醫
師沒處理好，害他牙疼及多花裝假牙的錢，於是
到甲診所找Ａ醫師理論，希望他給個交代。Ａ醫
師表示這一切處置及可能問題，當初早就向Ｃ說
明過了，但Ｃ堅持否認Ａ有說過，雙方沒有交集，
於是Ｃ向衛生局投訴。

分析與討論

　　以本案來說，對於病人同意填補蛀牙、根管治療及製作假牙，法律上並無強制要求簽具同意書，因此「其他應記載事項」中的第二類病人已同意事項的病歷記載便相形重要，老鄧針對類似案例建議記載內容應包括以下幾項：

▶▶必載建議治療選項

　　以蛀牙處置為例，當病人左下第一大臼齒近心面深度蛀牙，雖未有症狀，但已經很靠近神經，此時牙醫師可以建議病人以下幾個選項：(1) 考慮根管治療；(2) 選擇填補，但有可能在去除蛀牙過程，導致牙髓露出，這時還是需要接受根管治療，或者因為蛀的太深，填補後經過一段時間若出現疼痛，還是得接受根管治療；(3) 都不動它，等以後痛再說。

　　此時病歷該如何記載呢？如果病人選擇 (1) 時，病歷最好先記載已建議病人三個治療選項，病人選擇

並同意接受根管治療。當病人選擇 (2) 時，除一樣記載已建議病人三個治療選項外，另外需記載病人拒絕當次根管治療之建議，及只要求填補即可之決定，並已充分告知病人補完可能的狀況。如果當病人選擇 (3) 時，除一樣記載已建議病人三個治療選項外，並應記載病人選擇暫不處理，且已告知不補的結果與後果。

當病歷如果能以此方式記載，才能避免萬一病人補完後又痛，或者當抽掉神經後，下次就診再來反悔說，醫師為何沒說明可以用補的就好，或者抱怨沒給他其他治療選項，萬一病歷真的沒依這樣方式記載，一出現爭執就很容易糾纏不清。

再以假牙治療計畫與選擇為例，這一向是牙科糾紛的大宗。雖然法律沒規定得簽假牙告知同意書，但許多牙醫師在面對病人時，經常心中早已有替病人決定治療模式的定見，因此在治療前容易忽略，未給病人充足資訊與選項，亦未給病人足夠時間考慮，這種程序瑕疵讓病人有機可趁。老鄧認為，就

算沒告知同意書，也要事前好好說清楚、留時間給病人考慮，最後當病人決定了，一定要記錄其過程，以免啞巴吃黃蓮。

▶▶費用選項要事前說清楚

此外，因費用而起的問題，特別是自費的部分，更是醫療糾紛一大要項。因此除詳盡告知治療選項與內容外，費用收取或退費方式都要事前說清楚。如果可以，還是請儘量簽具費用告知同意書，以減少模糊不確定的爭議，同時可以避免日後舉證不易的問題。但如果真的沒簽具費用告知同意書，此時病歷詳實記載，就真的更相形重要了。

再舉個醫美案件為例，「……參以被告甲醫師於病歷上均有明確區分記載『健保給付項目』、『自費項目』與『贈送項目』，且就自費項目部分，被告甚至會要求病患親自於病歷上就該部分之記載簽名在旁以杜爭議，可認被告尚無以健保不給付之美容部分混充申報之主觀犯意，而被告就陳○○等病患，雖另有

做部分的自費療程(如脈衝光、美白針等)或贈送療程(如護理、敷臉)與物品(如藍光、面膜、美白液、藥膏、還原霜等),然此部分被告並未向健保局申請健保給付,且於各該病患施作該等自費療程前均已請病患填寫相關之自費同意書,甚或於病歷上明確記載為贈送之療程,是此部分亦難認有何公訴意旨所指詐欺之相關犯行。」

還好該醫師病歷都寫的夠清楚,特別是自費項目,連贈送項目都寫,而且還請病人在該記載旁直接簽名,果然養成好習慣會有好結果的。

▶▶治療完成後需特別強調……

不見得每項治療都會有告知書讓病人閱讀及簽具,就算有,也不見得每個醫療院所都會準備及使用,因為許多醫師覺得麻煩耗時,但萬一真的不幸碰上一次醫療糾紛,處理的總時間加起來,應該會比向病人說明的時間還多很多,因此院所實在應該好好考慮事前做好告知同意書說明這部分。

舉例來說，牙醫師對於完成根管治療的病人，不知是否都會建議病人應該做牙套保護，避免日後使用造成該牙不慎斷裂，甚至得面臨拔除的結果。理論上，大多數的牙醫師應該會在根管治療完成後，積極認真的建議病人做牙套，但有時可能因為某些莫名的原因，忘了或故意，沒有向病人告知應該做牙套保護。另外，很多牙醫師也許不知道，對於與病人所達成根管治療之醫療契約而言，未將後續應做牙套的程序告知，是有可能需負擔法律上的賠償責任。

　　也許有醫師會說，跟病人說，病人又不一定願意做，搞不好還認為牙醫師就是要賺錢，所以故意騙他們一定得做假牙，於是牙醫師就自己判斷不用說，之後病人的牙真的斷了，當然也不能怪牙醫師。這麼想真的就大錯特錯了，因為告知是醫師的義務，病人願不願意做，本來就是他們的權利，兩者互不相干。

　　請記得，身為醫師需要做的就是，該說的要說，該做的要做，說清楚講明白，並記載在病歷上。至於病人想要怎麼決定，那又是另一回事了，因此病人怎

麼想，跟醫師該說、該做什麼真的無關。

 老鄧給個說法

▶▶不管有無同意書，都應記載於病歷

其實不管醫療處置法律有無強制簽具同意書，老
鄧認為應養成習慣都記載於病歷中，尤其沒同意書的
更應記載，有記有保庇。

▶▶當病人同意時，請他在病歷旁簽名

如果要做的更徹底，最好請病人在記載病人已同
意的病歷旁簽名，更可增加已告知的可信度，特別是
有關自費的部分。

▶▶給選項，讓病人選

這是個病人自主權高漲的時代，因此醫師最好養
成一個習慣，依據醫師的專業提出治療處置或計畫，
但請不要替病人決定，而是親自為病人詳盡說明後，

5

你該知的其他應記載事項（二）：病人已同意事項

讓病人自己決定，最後再把這決定過程與結果，記錄在病歷中。請記住，醫師給病人的是選項，讓病人自己做決定，因為告知是醫師的義務，決定是病人的權利。

6 你該知的其他應記載事項（三）：
病人拒絕事項及醫師處置的理由

案例一

病人拒絕醫師的治療計畫

病人 B 上顎全口缺牙，前往甲植牙中心要求評估上顎重建治療計畫，經 A 醫師詳細評估後，建議 B 一次完成上排牙齒 8 顆植體及 14 顆假牙的治療計畫。病人 B 卻因經費問題，拒絕 A 醫師的治療計畫，但為了美觀問題要求 A 醫師先為其完成前牙植牙贋復。此時換 A 醫師掙扎，是要接受病人 B 的提議，先做前牙植牙？還是堅持要做就必須前後牙同時完成，否則拒絕為其處置？如果你是 A 醫師，你會如何選擇？

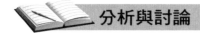分析與討論

▶▶當病人拒絕醫師建議時……

　　當病人拒絕接受醫師建議的治療計畫或內容時，往往容易造成後續治療成果不彰，甚至反效果，因此如果面臨病人這種拒絕配合時，應該將其狀況記載於病歷中。如此，將來如果病人出現因未配合而產生的醫療結果時，醫師才能舉證，證明自己已善盡告知與建議之義務。

　　舉另個實際案例說明，「……由病患上開之住院紀錄顯示，本件被上訴人 A 醫師兩度被內科醫師照會前往施行該項手術，當時即曾解釋手術原因，手術成功率或可能併發症及危險而遭拒絕，此有病歷記載可考，依常理判斷，倘被上訴人未向病患或其家屬告知該項手術之原因，手術之成功率或可能之併發症等，病患及其家屬又何從拒絕手術，由先前病患之治療過程，亦足以證明施行系爭手術前，被上訴人醫院

均已盡告知義務。」，病患家屬拒絕醫師建議手術在先，耍賴醫師未告知在後，還好當初醫師有這習慣，將病人雖拒絕但自己已告知部分記載在病歷上，否則你覺得換成是你，要怎麼舉證來證明自己有告知呢？

▶▶ 當醫師拒絕病人要求時……

醫師拒絕病人要求，也就是醫師拒絕病人所要求的治療方式。

以此例來說，由於病人上顎全口缺牙，病人因為經費問題，只要求 A 醫師為其完成前牙假牙贗復，但 A 醫師本該知道，沒有後牙的前排假牙其使用壽命及問題，對牙醫師而言絕對是沒完沒了。病人常在完成後很短時間便會來找牙醫師，問題不外是假牙斷裂、破裂、搖動、不穩等一堆抱怨，然後牙醫師可能會解釋說：「不是早就跟你說後牙也要做嗎？不做當然會這樣。」

但問題來了，證據呢？如果之前沒有記載在病歷上，現在死無對證，對牙醫師一定是非常不利的。因

此對於這種狀況的病人，要嘛都不做，或者一定要求病人前後牙都要做。

如果真的不得已只能幫病人做前牙（基本上根本不建議此選項，但真的有許多牙醫師會這樣做，也許是禁不起病人苦苦哀求，也許是抱持著先賺前牙的費用再說的心態），不論何種因素，除了事前一定要告知病人可能的後果外，病歷也一定要記載已告知病人只做前牙可能的所有問題，且這處置計畫是病人是自己要求及同意，最後請病人在病歷旁簽名，這樣才能保護自己。

案例二

病人質疑醫師的處置

病人 B 在甲牙醫診所經 A 醫師植完牙後，不僅發現臉型改變，而且根本無法吃東西，經多次回診調整後仍未改善。病人 B 除了與 A 醫師發生爭執外，更質疑 A 醫師當初為了多賺植牙的錢，把本來可以保留的牙齒故意拔除，但 A 醫師

回應，那牙本來就無法保留，才會建議拔除。此
時如果你是 A 醫師，你能如何證明你自己沒有亂
拔牙。

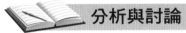

分析與討論

針對這個案例，牙醫師需要提出理由，以證明自
己沒亂拔牙，也就是該牙無法保留的理由。對此，以
下有兩大理由需要注意：

▶▶ 治療計畫的理由

當牙醫師幫病人評估完後所擬定的治療計畫，如
前面所講，應該將此計畫記載在病歷上。而這治療計
畫應該包括：該治療計畫中要處理的牙齒，須拔除的
理由（也就是為何不能保留的理由），需根管治療的
理由，選擇該類型假牙的理由，選擇該手術方式的理
由。當醫師確實完整記載這些理由後，在面對病人的
質疑時，才拿得出證據來。

▶▶第一次處置失敗後，再度施行同類或另類處置的理由

往往第一次手術或處置失敗，常常是醫療糾紛將發生的危險因子，因為之後的處置或再度手術，只要有一些輕微的差錯或不滿意，便可能擦槍走火造成醫療糾紛的出現。

因此不管選擇何種方式或手術再度實施，最重要的一點便是醫師必須在病歷上載明，為何第一次失敗後會選擇這種處理，原因無他，因為你很有可能再度失敗，而當再度失敗的狀況出現時，基本上醫療糾紛也會同時發生，所以失敗後為何要如此再處置的理由很重要。

就植牙的例子來說，當植牙失敗後，選擇再度植牙的時機或理由，必須在病歷上交代清楚，否則就會如此例，「……重新植入人工牙根，須先考量植牙區骨頭尺寸是否容許植入直徑較大人工牙根，移除原先失敗之人工牙根齒槽骨是否有發炎或感染

跡象，可否立即植入較大支之人工牙根等，但被上
訴人 D 牙醫師並未於病歷記載或有 X 光片佐證上
開情事，即無從判斷，自難為有利於被上訴人之認
定……」。

　　所以證明自己有理的理由，不僅要講給病人聽，
且一定要在病歷上載明，另一個更重要的原因則是，
為了有需要時寫給法官看的。

 老鄧給個說法

▶▶拒絕治療也是轉機，重點在於病歷有無記載

　　不論是病人拒絕或醫師拒絕，病歷有記載才會是
醫師釐清責任的轉機，病歷沒記載就可能是醫師的危
機。

▶▶有寫不一定是理由，沒寫卻是一定等於沒理由

　　幫病人處置的理由、不得不拔牙的理由、選擇製

作這類型假牙的理由，或是失敗再做的理由，不管什麼理由，有寫才是有理由，只要病歷沒寫，再多的理由都不會是法官願意相信的理由。

⑦
你該知的其他應記載事項(四)：
病人未告知及未配合事項

案例一

病人未告知事項

　　病人 B 前往乙牙科診所接受根管治療之後，
發生心臟不適情形，因而至某醫學中心的心臟
血管外科看診，醫生告知 B 感染細菌性心內膜
炎，感染原因可能是經由牙科的診療過程發生，
B 住院治療檢查，並接受二尖瓣置換手術，因此
B 認為乙診所治療有疏失，向乙診所求償 500 萬
元。

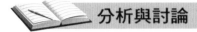

分析與討論

▶▶ 確認病人病史很重要

有些病人對於病史，往往未確實告知，甚至否認。例如，當詢問病人糖尿病狀況，也許病人明明血糖很高，卻告知正常，或者詢問是否有服用或打治療骨質疏鬆藥劑，病人有卻說沒有，此時若醫師詢問病人後忘了記載。等到出事時，病人一句話，醫師沒問或者已告訴醫師，那麼醫師該如何證明自己，當然就是拿出證據之王——病歷。

最容易證明的記載，便是病史，初診時請病人詳細勾選填具病史，如果病人沒據實勾選某項，真的出問題了，要負責的是病人；但如果醫師沒請病人勾選填具，出事了，當然醫師得負責。

以本案為例，病人到乙牙科診所之前，曾去過另外兩家診所就診，當時病史皆有勾選「心臟方面疾病」，但到本案診所初診時於病史欄中「心臟病或風

濕熱」欄卻勾選「否」，因此法官認為，病人所圈選資料，足使診所誤信原告並無心臟方面疾病，而無法於施行相關處置時執行心內膜炎預防措施（即承前述，倘原告確實告知，被告即可給予適當抗生素預防）。

不知是病人歹運，還是這家醫師運氣好，病人在之前兩家診所就診時病史都勾有心臟病史，唯獨在這家診所的心臟病史勾選的是無異常。如果這家診所心臟病史勾選的是有，那麼可就真的吃不完兜著走。

▶▶病史需定期更新與確認

另外，對於病史另一個要注意的地方就是須定期更新。有些診所經營比較久，少則十多年，多則三、四十年，很多病人從小看到大，從年輕看到老。但只要稍加留意，往往會發現這些病人的病史大多還停留在第一次初診的紀錄，從未更新，也就是因為醫師看這些老病人看得太熟悉與太自然，常常會少問、少注意其身體條件與狀態的改變。

很多身體相關疾病，以前沒有，不代表現在沒有，以前不會過敏或反應，不代表現在還是不會，因此隨時更新與確認病人的病史，是一件很重要也很必要的事。不要出事了，法官或檢察官問醫師，醫生卻回答說：「我不知道啊！他（病人）以前不會啊！」如果這麼說，就符合了「行為人對於構成犯罪之事實，雖預見其能發生而確信其不發生者，以過失論。」，因此請養成定期或隨時更新病人病史的好習慣。

案例二

病人未配合事項

病人在診所拔完牙後，傷口癒合不佳，一個月後至醫院檢查，發現竟是口腔癌，認為是醫師未及早發現及診斷，於是告醫師業務過失罪？

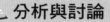 ## 分析與討論

　　病人如果經說明後仍不願接受，或發生應配合卻未配合之事時（請注意！當醫師盡力治療病人之際，卻發現病人配合度不佳，甚至屢屢拒絕建議，根據歷史經驗，醫療糾紛可能悄悄在醞釀了，針對這類病人，此時應該自我提高警覺），醫師便應盡可能將這些會影響治療結果的事實，記載於病歷之中。日後若是發生醫療爭議，這些紀錄皆可幫助釐清責任歸屬，並替自己提供更佳之證明與保護。

　　以本例來說，法院的看法是「……另本案重點在於依病歷紀錄，病人接受手術治療，拔除右下智齒後，其傷口於約一個月後，仍未能癒合，此時應警覺病人可能有骨頭及軟組織等問題，然依一般開業牙醫診所之牙醫師專業標準，似乎無法期待診所醫師有此程度之注意能力，故未能診斷出癌症，惟仍應建議並將病人轉診至大型醫療院所，以利進一步檢查。復依病歷紀錄，醫師於四次回診皆有記載建議病人轉診，

惟均遭病人拒絕……。」

醫師當初曾建議病人轉診，病人不僅一直拒絕未
配合，甚至覺得牙醫師是要推卸責任，還好病歷每次
都有記載，要不然當後來被篩檢出口腔癌後，就真的
百口莫辯。

 老鄧給個說法

▶▶世事難料，該寫的就是要寫

不管是病人未告知或者是未配合，病歷該記載的
千萬不要忽略，因為不要以為沒寫沒關係，也別依賴
運氣好不會有事，有時官司是會從天上掉下來的。

▶▶病歷需不需要詳載，視病人與醫師的想法而定

一份病歷需要記載到何種程度，聰明的醫生看診
時可以由病人的反應加以判斷。

一份病歷想要詳細記載到何種程度，也看醫師夠

不夠謹慎，觀察夠不夠敏銳，以及有多重視病歷應記載事項這件事。

▶▶病歷到底重不重要，法官會告訴你

一份病歷記載到底重不重要，如果醫師都不知道，那麼請放心，到了法院法官就會告訴你。

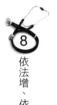

8
依法增、依法刪、勿塗改

案例

　　之前有則新聞，某醫師為一名大學生進行開顱手術後，大學生左耳聽力喪失、右耳聽力受損，大學生父親向醫師提告求償 250 萬元敗訴。不懂英文的大學生父親把醫師提供給法院的英文病歷輸入電腦翻譯，與原始英文病歷對照，認為醫師竄改病歷，另告醫師偽造文書，之後檢方將該名醫師起訴。

　　抓出醫師竄改病歷的大學生父親激動的表示：「醫師拿英文病歷糊弄我，法官又不相信我，要為兒子討公道只能靠自己，我不能讓兒子白白被犧牲。」這案子最後結果判該醫師無罪，因為

法官認為他只是增刪病歷，並非竄改，儘管最後
還A醫師清白，但他已經歷了一段痛苦的司法折
磨。到底增刪與竄改這一線之隔如何區分？

分析與討論

　　老鄧在衛生局調解過程中，曾遇見一位專打醫療
訴訟的律師，他告訴我一件事，雖然醫師寫的病歷，
專業的部分律師們可能看不懂，但病歷有沒有違法增
刪、竄改，卻是一眼就看得出來的。

　　也許在忙碌的醫療過程中，要求醫師必須將所有
醫療行為鉅細靡遺的記載於病歷上，誠屬不易實也
不需。但是真的發生醫療糾紛時，病歷又是醫療糾
紛中最重要的判斷依據，倘若醫師事後發現病歷真
有其必要補登或增刪，又擔心在訴訟證據上會不會
因為病歷增補，反而造成對醫師不利的狀況；或者
醫師認為真有其必要補載，如果不敢補載，又可能
因為該部分沒記載，而被認為沒有執行應執行臨床

處置之可能。兩種情況拉鋸，常會造成醫師陷入兩難而不知如何選擇的困境。

▶▶ 合法增刪

《醫療法》第 68 條對於增刪有明確規定，「醫療機構應督導其所屬醫事人員於執行業務時，親自記載病歷或製作紀錄，並簽名或蓋章及加註執行年、月、日。前項病歷或紀錄有增刪，應於增刪處簽名或蓋章及註明年、月、日；刪改部分，應以畫線去除，不得塗燬。醫囑應於病歷載明或以書面為之。但情況急迫時，得先以口頭方式為之，並於 24 小時內完成書面紀錄。」。

因此只要增刪的醫療事實為真，並不會因為該病歷增刪而失去其記載的真實性。問題在於，當有增刪時，法院往往會要求醫師得證明增刪內容之真實性，雖然法律規定，「情況急迫時，得先以口頭方式為之，並於 24 小時內完成書面紀錄」，但病歷若能於當日記載完備及完全，盡量當日完成，才是最好保護自己

的方式。

以下提出兩個同是增刪，但因事實不同而結果相異的判決作探討。

(1) 事後增刪無罪

在原本完整連續病歷上突作增刪，也許合法，但實易令法官或檢察官遐想不已，「……又被告 D 醫師於丙分娩後，……未經 C 護士之授權，擅自拿取丙住院之待產護理紀錄單，在 C 護士所製作完成之待產護理紀錄單上，在 6 點 37 分處增加『產程不順立即改剖腹產』等文字，並於 7 點 25 分之護理紀錄單上加註『緊急』二字，意圖使該護理紀錄單內容顯示出其業已告知丙夫妻有做緊急剖腹產之準備……」。

此時 D 醫師因為增刪，被認為有變造文書之嫌，雖然最後因其他證據證明該 D 醫師手術之前已有為緊急之意而未成立罪責，但醫師在思考做任何醫療行為時，也許當下病人情況緊急無法顧及病歷書寫之規

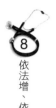

範，如能在關注手術之餘，稍加注意病歷記載之完整與連續，將可省下很多麻煩，否則「其實君本無心，但卿卻有無盡意」，那就不妙了。

(2) 事後增刪有罪

另一例為，「……抑且，細觀該97年12月9日病歷中以手寫記載之部分，被告D醫師係先以手寫方式連續記載數行英文文字後，始在最末段以手寫記載『4. 再安排胃鏡檢查。5. 上消化道鋇劑攝影』等中文文字，進而調取病歷原本，更明顯發現被告所書寫「5. 上消化道鋇劑攝影」等文字中之部分筆劃，已劃入下方之97年12月9日『肝膽腸胃內科－門診處方明細』的紙張上，顯係在該97年12月9日『肝膽腸胃內科－門診處方明細』黏貼於病歷上後始添載書寫……」。

對於病歷，有些院所用電子病歷，有些會習慣用電腦繕打後列印再貼在病歷紙上，而有些還是習慣用手寫病歷，不管習慣用哪種病歷記載方式，最好是統

一都用同一種，盡量不要混合用，以免徒增病歷鑑定者不當聯想。一般而言，手寫病歷因若有塗改，較電腦病歷整份重貼容易辨識，因此可信度較高於電腦病歷，而未增刪病歷的可信度當然更高於已增刪病歷。

本案的情況便是手寫與電腦繕打列印兩者混用，結果在增刪病歷時，不小心畫到已經貼好的電腦列印病歷上，導致也許原本可能是合法增刪，但因凡事走過必留下痕跡，檢察官明察秋毫，連劃入下方的筆劃（影印品質有夠好）都看得到，而且經詢問過其他相關人士後，證實之前並無那些文字記載，故被認為有竄改之疑。這樣的增刪不是自找麻煩嗎？

合法增刪雖是法律賦予之權利，其目的是為讓病歷功能可以發揮到最大，但絕非是為了提供醫師非法調整病歷的空間，因此雖都是增刪，但出發點不同，目的不同，結果便往往不同，而訴訟後果更有天壤之別，所以可以依法增，更可依法刪，但請記住，決不能竄改。

老鄧給個說法

▶▶ 自己寫的依法增刪病歷

增刪處簽名或蓋章，刪改部分，僅可以畫線去除，不可塗去，同時加註當時的年、月、日。

▶▶ 別人寫的絕不可刪，只能圈起再補正確

若是他人所寫之病歷記載而有權更正或修正之人（例如原醫師之指導主治醫師）需修正時，切記絕不可刪除，僅可以圈起來，然後在一旁補載正確內容，並亦需蓋章及寫上年月日。絕對不要直接把原記載塗燬或原處直接畫線刪除修改，容易在司法上被認定為事後意圖湮滅證據或登載不實之嫌。

9 補登前確認病歷未被保全

案例

　　北區某醫學中心胸腔外科 A 醫師有一天突然
想到，三個星期前出院的病人 B 的病歷好像少寫
了一些事項，於是調出 B 的病歷準備補載。此時
如果你是 A 醫師，你會如何處理補載事宜？是直
接增刪補載就好？還是先詢問病歷室該份病歷有
無依法被保全（法院、檢察官已經依法要求提供
影本）？

分析與討論

　　病歷增刪是不得已的行為，更改過的病歷總是沒

有原始完整病歷來的有說服力。因此病歷如能盡快「完整」完成，便應盡快完成，不要想說等工作忙碌告一段落再來補寫，因為很可能、說不定「等一下」病人便來申請病歷保全，萬一剛好看到醫師在「補病歷」，在這種情況下，病人便會容易解讀成醫師心虛正在「竄改偽造」，那可真是啞巴吃黃連，有理說不清了。

有關病歷如果可能被扣押，一般而言，可分刑事告訴與民事告訴兩大類狀況。以下為當病人提出刑事告訴後，想要申請保全病歷證據時的流程，以及面對司法人員前來要求扣押時，醫師應注意事項。

▶▶證據保全申請程序

病人 (1) 向檢察官（或透過警察）聲請證據保全；(2) 檢察官裁定是否必要；(3) 如有，則由檢察官再向法官申請搜索票；(4) 依日期直接至院所突襲搜索（通常不會事先告知）。

▶▶被要求搜索時的注意事項

(1) 沒有搜索票，無人有權搜索院所及扣押任何物品

當病人會同警方、調查局或其他司法人員前來，若無搜索票或搜索票過期，此時他們不管以任何方法要醫師同意搜索，請記得一律拒絕。另外病人或其家屬雖可依法申請全本病歷複製本或摘要，依規定只要在 14 個工作天以內提供即可，也就表示說診所並無義務立即提供給病人，而且病人更無權要求直接扣留診所的病歷。請記住，除了手上持有搜索票的司法人員外，其餘人並無要求或逕為查封或扣留其病歷之權利。

(2) 確認搜索票內容

搜索應 a. 出示搜索者身分證明文件及所持有之搜索票；b. 搜索票，必須記載應搜索之被告、犯罪嫌疑人或應扣押之物及應加搜索之處所、身體、物件或電磁紀錄；c. 搜索票，需有法官簽名，法官並得於搜索

票上，對執行人員為適當之指示；d. 並需注意其搜索票之有效期間，如果是過期的搜索票，院所可以拒絕被搜索。

▶▶增刪前須注意是否病歷已被影印保全

當執行搜索時，幾乎不會事前通知，而是到達後才通知醫療機構或醫師。有些醫院甚至不告知醫師病歷已被影印保全過，導致醫師之後雖合法增補病歷，卻因與已被扣押病歷內容不同，反而可能得背負刑事業務登載不實罪之嫌疑。如果是一般基層院所則因規模較小，比較少病歷被查扣後而醫師不知的情形。

實務上，就算當場才通知該醫師，病歷有時都可能當場遭竄改，更何況事前通知。舉例來說，「……97.11.25. 中英文手寫文字、97.12.09 中文手寫文字及97.12.16 中英文手寫文字，均係被告 D 醫師於告訴人病人 B 事後前去醫院申請影印病歷資料時，利用病歷室人員交付病歷原本予其核章之機會加以添載，是被告 D 醫師猶否認其有事後添載病歷內容之行為，

9 補登前確認病歷未被保全

無非卸責之詞，不足採信……」。真的就是會出現此類情況，連在這種時刻都增刪的話，就算增刪事實是真，也得花好大功夫來澄清，最怕的是萬一法官不接受你的說法，那就跳到黃河也洗不清了。

前文曾經提過，病歷並非不能增刪，但盡量能夠不增刪，就不要增刪。尤其是現在病人法律常識豐富，懂得在第一時間透過司法保全其所需的醫療資料證據。診所因為規模不大，當病歷被搜索保全時，很少醫生會不知道；但較大型醫療機構就不一定，司法人員前往病歷室扣押證據，醫院可不一定來得及通知醫師，甚至根本不通知醫師。因此萬一證據已被保全，就算醫師之後的增刪修補合法，有時很難被認定為有利於己的證據，更何況還常常容易會被認為竄改病歷或登載不實之行為，因此還是盡快完整完成紀錄為宜。

以下二則便是事後增刪病歷，但無法證明自己為真的判決，「……鑑定書指出，病歷資料影本，未見 ps:on endotracheal tube 後 PSO2:99 以及 PSO2:95% 之

175

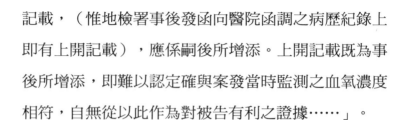

記載，（惟地檢署事後發函向醫院函調之病歷紀錄上即有上開記載），應係嗣後所增添。上開記載既為事後所增添，即難以認定確與案發當時監測之血氧濃度相符，自無從以此作為對被告有利之證據⋯⋯」。

另一例為，「⋯⋯告訴人病人 B 於偵查中提出其於 89.08.20 請領之該件病歷表內，並未記載『pt 想先吃藥』字樣，然事後同張病歷內，竟出現前開記載。被告 D 醫師雖辯稱：『病人 B 提出想先吃藥』云云，衡以告訴人病人 B 所提出之上開病歷影本所載，關於被告所辯『病人 B 提出想先吃藥』一節，尚難遽以採信。」

二例皆為證據已被保全才事後增刪病歷，雖為合法之行為，且法律也並未規定增刪的時限（也就是隨時可增刪，但重點是要能證明自己增刪為真），但若恰好在證據被保全後，造成兩份不同病歷同時出現在法庭上，此時就算增補事項為真實，卻因出現不同版本的病歷紀錄，將容易使法官產生該補登的紀錄是否故意登載不實或變造的心證。因此，最好的做法還是

養成良好的病歷書寫習慣，最好能盡速完整完成病歷
登載，始能避免在訴訟發生時，因病歷補登的問題而
使自己處於不利之地位。

 ## 老鄧給個說法

▶▶沒票沒權搜

請切記，除非司法人員手持搜索票，否則不論任
何理由，無人有權搜索及扣押院所病歷相關資料。

▶▶過期票無效

請注意搜索票的期限、內容（例如搜索之處，查
扣之物），過期或未記載則無效。

▶▶增刪病歷需注意

雖然法律未限制合法增刪的時間，但為避免增刪
前病歷已遭保全，越早完成病歷記載，越能替自己省
下不必要的麻煩。

10 自費病歷，不要自廢病歷

案例

　　病人 B 到北部某牙科植牙，在 65 分鐘內，一口氣被拔了 4 顆牙齒，又直接植入 15 支人工牙根，A 醫師還對他另 5 顆牙做根管治療。結果術後沒幾天，病人突然高燒不退、意識昏迷，送醫檢查才發現因細菌感染引發猛爆性肝炎；且二階段植牙後又發生咀嚼困難、陶瓷義齒碎裂狀況，於是怒向 A 醫師求償。最高法院最後判決醫師沒評估病人年紀、身體狀況，確有過失，A 醫師須賠病人四十五萬餘元定讞。

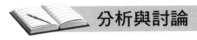

分析與討論

　　針對本案例想要討論的重點，不會放在為何這位醫師在這麼短時間，竟可做出這麼多處置，而是放在做了這麼多的處置，竟然自費病歷記載的這麼少。果然到了法院，二審法官要求牙醫師負舉證責任，並且法官直接表明牙醫師病歷有哪些應該記載，但牙醫師在病歷上無法提出相關證據（也就是自費病歷幾乎無任何相關記載），來證明自己有盡到注意的義務與責任。

　　本案中，到底醫療行為中哪些部分是法官要求 A 醫師必須記載，但 A 醫師卻未記載的？而這些剛好是病歷記載時更應注意的地方，老鄧整理如下：

　　(1)A 醫師無法證明在進行拔牙及植入人工牙根時，對於手術的範圍、是否分次進行、植入人工牙根的數量，以及審酌病人年齡與身體狀況，是否曾與上訴人病人 B 充分溝通後才實施。

　　(2) 病歷未記載根管治療的牙齒狀況及療程，以

致無法鑑定根管治療是否有必要，也就難以此為有利
於 A 醫師的認定。

(3) 要在原植牙區重新植入人工牙根時，須先考
量許多條件，但 A 醫師並未於病歷記載或有 X 光片
佐證，因此無從判斷是否有考量上述因素而逕行拔除
牙根。既因 A 醫師未依規定於病歷上記載，導致無
從認定有無疏失，也就難為有利於 A 醫師的認定，
所以病人 B 主張被 A 醫師移除人工牙根的手術有疏
失不當之情事，應為可採。

(4) 義齒發生陶瓷破裂的原因有數種，A 醫師應
試圖改善並尋找，但在病人 B 第二次植牙後，關於
裝設義齒後陶瓷屢屢破裂的原因，卻缺乏 A 醫師本
應於病歷上記載的紀錄，以及 X 光片的拍攝影像，
因而無從判斷，也就難為 A 醫師有利的認定，其有
過失等語，應為可採。

(5)A 醫師既然未於病歷中對療程、病況有所記
載，也就無法鑑定 A 醫師以鉗子將義齒夾碎的行為，
是否曾對此種作法做過評估，因此難以認定 A 醫師

在處理病人 B 義齒陶瓷破碎的行為時沒有過失。病人主張 A 醫師有過失，應為可採。

(6) 病人 B 植牙螺絲栓支柱斷裂，原因諸多，A 醫師本應於病歷中記載，植牙後裝設螺絲的情形，及裝設前、後拍攝 X 光片的紀錄，但這些 A 醫師都沒記載，因此無從判斷其有無過失，自難為 A 醫師有利的認定。病人主張因 A 醫師第二次植牙有過失，導致螺絲支柱斷裂，使病人 B 承受牙齦腫脹發炎的痛苦等事，應堪認定。

本案舉證責任倒置雖是 A 醫師敗訴最大原因，因為舉證之所在，敗訴之所在。但是否要舉證倒置，其決定權在法官心證及考量，我們無法臆測與預防。從上述六點中可發現最重要就是，法官認為 A 醫師要舉證的事情，如果在病歷上有記載，以及所拍攝的 X 光片也有評估報告，那麼許多待 A 醫師舉證的事項，A 醫師便較易證明有說或有做。

老鄧給個說法

▶▶ 自費病歷也是病歷

在調解實務上，常看到許多醫師自費病歷幾乎淪為記帳本，根本沒有符合法律規定病歷記載需有主訴、處置、治療、其他應記載事項等內容，從自費處置開始到結束，所書寫的病歷異常簡單，往往只有短短幾行。請記住，法官看不見你心中的「紙短情長」，只看得到你病歷中欠缺的紀錄。寫的越少，保護自己就越少。

▶▶ 治療計畫理由一定要寫

越是複雜的處置治療計畫，尤其是自費項目，一定要寫清楚為何要如此治療，否則當法官詢問時，如果醫師只能用嘴講，沒有相關病歷紀錄，想要說服法官就難了。

▶▶記載Ｘ光片之解讀

　　許多醫師處置時都會拍攝術前及術後Ｘ光片，
卻很少有醫師會將Ｘ光片診斷結果或原因記錄在病
歷上（特別是自費病歷），但由本案例可知，Ｘ光片
的解讀與紀錄對於證明醫師處置的合適性，有其重要
的地方，因此養成針對治療、失敗後的治療，或者決
定處置方式等Ｘ光片判讀記載，是個重要的習慣。

第三篇

錄音

1

「錄」死誰手：醫師看診能用行醫記錄器嗎？

案例

　　病人 B 及媽媽 C 前往甲小兒診所 A 醫師處求診。就診時，C 拿出一張在丙診所 D 醫師所作 B 的檢驗報告，一一詢問 A 醫師，而 A 醫師也細心詳細的一一回答非常關愛兒子健康 C 的提問，及 A 醫師自己對這些檢查結果的看法。經過 20 分鐘後，母子很滿意的離開了，結果在離開診療室的那一刻，居然聽到 C 小聲的跟 B 說錄音機可以關掉了，丙診所 D 醫師賠定了。A 醫師聽到後，想說完蛋了，不知他們會把這資料如何使用，萬一造成自己的困擾怎麼辦，於是 A 醫師決定以後只要病人來就診，自己也要使用「行醫記

錄器」來自保，免得以後萬一需要上法院時百口
莫辯。

分析與討論

　　當「告人是常態，被告是生態」的醫療氛圍形成
後，醫病關係便進入空前的不信任時代，病患越來越
不信任醫師，醫師也越來越懷疑病患，於是彼此「偷
錄」的狀況越來越多。病人用手機、錄音筆、眼鏡型
攝影機等各種高科技產品偷錄影（音），而醫師也用
所謂「行醫記錄器」來幫自己留下證據，以免有理說
不清。於是醫改會要求法務部及衛福部解釋，醫師使
用「行醫記錄器」到底可不可以，有沒有違法？卻未
見醫改會要求法務部及衛福部同時解釋，病人的偷錄
是否也違法，還是病人錄沒關係，但醫師就不可以？

　　依據衛福部的統計，醫療刑事訴訟從健保開辦開
始，節節上升，現在與 84 年健保開辦相比，竟是超
過 4 倍有餘，而且醫療糾紛的數量一直居高不下。過

去發生醫療糾紛時，常常是醫生說了算，但隨著病患自主權意識的抬頭以及法院的要求，醫師被要求越來越多的自我舉證，加上病患私下錄音、錄影的風氣日盛，於是「行醫記錄器」的需求應運而生。

醫改會針對醫生「自備行醫記錄器」，是否涉及妨害隱私、私密或違反相關就醫隱私規範的問題，於102年5月21日特別發函法務部及衛福部要求解釋其正當性與否。法務部則於102年6月26日回函，認為有關醫師於病人診療過程進行錄影錄音之搜集行為，除法律或法律具體明確授權之法規命令另有規定外，仍應由蒐集者告知《個人資料保護法》第6條，除經當事人書面同意後始得為之。但是診療過程逕行以隨身錄音筆、針孔攝影錄音、錄影之行為，是否構成《刑法》第315條之1妨害祕密罪，須依具體個案判斷其行為是否有正當理由而定。

而衛福部則於103年針對醫師自備「行醫紀錄器」進行錄影、錄音，是否違反相關就醫隱私管理規範及「門診醫療隱私維護規範」亦做出函釋，基本上

法律部分見解與法務部同，而有關醫療法規部分，則重申如果錄了，依照《醫療法》不得隨意洩露。衛福部更依此函釋精神，於 104 年 1 月 30 日將原先「門診醫療隱私維護規範」修訂為「醫療機構醫療隱私維護規範」，也就是將醫療隱私權維護規範從原本的「門診」擴大為「全院」適用，並且要求醫療機構對於隱私權保護措施應訂立出具體規定供人員遵守，確保就醫民眾的醫療隱私權益。

法務部及衛福部兩個部門解釋了老半天，也許還是讓人搞不懂，醫事人員於醫療過程中使用錄影（音）設備到底有沒有違法？老鄧將在以下連續五個章節來說分曉。

 老鄧給個說法

▶▶ 有錄不知誰死誰手，沒錄只能死於其口

在還沒開始說明到底醫師可不可以錄、能不能錄及敢不敢錄之前，醫師們可曾想過一個問題，為何病

「錄」死誰手：醫師看診能用行醫記錄器嗎？

人從不會擔心可不可錄、能不能錄及敢不敢錄？既然病人不擔心，那醫師為何要擔心？對於大家的疑問，請別擔心，等看完錄音這大段內容，醫師就不會再有這類疑問跟擔心了，因為你會想通一個道理，就是「有錄不知誰死誰手，沒錄只能死於其口」。

▶▶ 把握四個要點，就能放心擁有

到底前述衛福部及法務部的函釋要怎麼解讀，後續的幾個章節將會以「了解規範，但不就範」四個系列詳細說明，讓人不再霧裡看花。先說結論，就是「保密不漏一定要，能得同意是最好，只錄彼此沒煩惱，錄音隱私爭議少」。只要把握這四項要點，你就能放心、安心擁有保護自己的武器——錄影（音）檔。

2 了解規範：公共開放空間放心錄

案例

　　乙醫美診所之前因為曾有病人在櫃檯無理飆罵，或病人家屬的一些脫序行為，為了診所安全，於是在候診室及櫃檯加裝錄音錄影設備，來保障診所安全。某日病人 B 因為微整形的結果不滿意，在櫃檯大聲咆哮時，發現櫃檯及候診間有錄影裝置，因此更加激動，並藉題發揮跟櫃檯助理說，我要去告你們違法錄音（影）。此時診所負責醫師 A 冷靜沉著的回了一句話：「我們候診間及櫃檯錄音（影）一切合法，其餘我沒意見。」

分析與討論

在許多公眾場所常會看到一種標語，像是「君子請自重，錄影監視中」，或「請微笑，錄影中」，但很少聽到有人跑去跟店家抗議說：「你錄影侵犯我隱私權，我要告你。」但為何在院所公共空間錄影，有些病人會反應這麼激烈呢？甚至有些醫師對於在院所公共空間錄影，也會擔心有無違法。

其實醫師真的不用擔心，衛福部在 103 年針對「行醫記錄器」問題回覆醫改會時，文中就有提到公共空間錄影的問題，只要符合：(1) 基於公共安全，維護場所秩序；(2) 非特定對象；(3) 明顯處揭示進行監視攝影相關文字宣告等三項原則，也就是說，只要純粹為了院所安全與秩序，且非針對特定人錄影，及如果可以的話，還貼上讓病人知道此公共空間在錄影的訊息，那麼醫療機構便可於公共空間設監視裝置，進行一般性的攝影監控。

一般院所通常會需要裝置錄影的公共空間如下：

▶▶ 候診間

候診間通常為公共開放空間，病人如果自己於該空間進行私密性高的舉動及活動，也是病人自己的問題。當診所為維護場所秩序，裝設監視器以便管控與存證相關事宜，此時只要監錄的是一般非特定對象，及不隨便外洩錄影資料，基本上便無妨害祕密及侵犯隱私之虞，衛福部亦持相同見解。當然如能於明顯處揭示進行監視攝影等相關文字宣告，程序上會更完整。

▶▶ 櫃檯

病人對院所醫療費用或醫療效果，最常發生爭議或抗議的地點就是在櫃檯，因此許多院所會在櫃檯裝設監視裝置，除了可以錄下病人與助理爭執的過程外，更可以在病人繳交費用或向病人說明疑問時，當作院所行為正當性的有力證據。由於櫃檯也算公共空間的部分，因此裝置錄影設備符合衛福部的規範，當

然不違法。

另外有些院所櫃檯電話也有錄音裝置，進行例行性的錄音，有醫師顧慮這到底有無違法。由於櫃檯電話皆為洽談有關診所與病人間相關醫療事務，其談話對象診所方的代表多為醫師或助理，另一方則多為病人或其家屬，所談論內容與就診醫療有關事務為主，且診所錄音，本就為釐清及證明日後相關醫療事務而設，因此診所電話錄音行為並無違法之虞。唯一要注意的是診所電話使用者，例如其他醫師、助理或護士，得先讓他們知道這電話是有錄音的，至於受話方如果可以事先告知最好，萬一沒先告知，也就是未得同意之錄音，還是可以合法錄，這部分後續會有更詳盡說明。

▶▶ 院所門口

醫療院所也常為了安全考量在門口設置監視器，但在裝置錄影機鏡頭方向時，須注意鏡頭盡量不要直接對向鄰宅之出入口，以免有侵犯隱私之虞；盡量拍

攝自家院所門口為主，避免對準鄰居私有區域或其他
公共區域。萬一真的無法避免，一定會拍攝到該樓層
的公共區域、私人區域時，如果可以最好先取得鄰
居、私人區域住戶、管委會的同意，以免挨告。而安
裝監視器位置，應選在自家院所結構的牆面或梁柱，
以免占用他人牆面，徒增困擾。

 老鄧給個說法

▶▶公共空間錄合法

原則上，院所公共空間裝置監視設備，只要基於
公共安全、維護場所秩序，對非特定對象進行一般性
的攝影監控，並於明顯處公告進行監視攝影等相關文
字宣告，那麼就可以放心裝、安心錄。

▶▶櫃檯錄音更重要

一般而言，櫃檯常是發生醫療爭議的地點，不管
是費用、說明、討論或者約診，幾乎都在此處進行，

因此櫃檯的監視裝置需求比候診間還大。此外，錄影裝置一定要有清晰收音，如果沒有，請另外加裝錄音裝置，因為只有影像對於釐清爭議的功能是有限的。如果櫃檯電話需錄音，最重要的是一定要讓診所方的使用者事先知道。

3

了解規範，但不就範（一）：
保密不漏一定要

不得洩漏健康資訊與錄音

案例

　　A 醫師因病人 B 對於假牙完成後試戴結果不滿意，病人 B 多次前來診所抱怨與責怪。但雙方沒有交集，於是病人 B 向媒體投訴，媒體因而來採訪 A 醫師，A 醫師為求自保，於是將所錄下與病人的對話及影像播放給媒體看，病人 B 於是向衛生局檢舉 A 醫師無故洩漏病人健康資訊。

分析與討論

　　醫改會針對醫生使用行醫記錄器是否涉及妨害隱私、祕密或違反相關就醫隱私規範的問題，發函法務

部及衛福部要求解釋其正當性與否，而法務部及衛福部都有回函，其內容整理如下：

▶▶ 法務部回函

(1) 原則上除法律或法律具體明確授權之法規命令另有規定外，診療過程若要錄影音仍應由蒐集者依《個人資料保護法》第 6 條所定事項，經當事人書面同意後始得為之。

(2) 但診療過程逕行以隨身錄音筆、針孔攝影錄音、錄影之行為，不一定構成《刑法》第 315 條之 1 妨害祕密罪，須依具體個案判斷其行為是否有正當理由而定。

▶▶ 衛福部回函

(1) 原則上醫療機構如係基於公共安全、維護場所秩序，可於公共空間設有監視裝置，對非特定對象進行一般性之攝影監控，並於明顯處揭示進行監視攝影等相關文字宣告。

(2) 錄影音之原則與法務部同。

(3) 如有錄影音（包括合法與不合法）洩漏者，醫療機構依《醫療法》相關規定處罰。

(4) 新「醫療機構醫療隱私維護規範」，將醫療隱私權維護規範從原本的「門診」擴大為「全院」適用，醫病任一方如需錄音或錄影，均應先徵得對方同意；並且要求醫療機構對於隱私權保護措施應訂立出具體規定供人員遵守，同時完備各種設施、設備或物品；而且除確保病人隱私外，並應保障醫事人員的相對權益。

由上可知，法務部及衛福部都沒明確回覆說「不能錄」，內容都是真的錄了可能怎麼樣，而不是告訴你錄了，一定怎麼樣。因此到底可不可錄，或者錄了有沒違法，或者真的違法會有什麼責任？還是沒有明確說明（或者是不敢明講，因為真的錄了，好像真的不太會怎麼樣）。

▶▶醫師該如何應對？

　　所以老鄧將以連續四章節「了解規範，但不就範」來說明，怎樣了解這兩部回函的內容，他們雖然都有規範，但其實你可以不需就範。

　　首先衛福部函釋第一點就是提醒醫師，不管錄影（音）有無違法，萬一醫師或院所真的錄了，依照《醫療法》規定，知悉或持有病人病情或健康資訊，不得無故洩漏。也就是說，先不管你錄是否合法，萬一你真的錄了，至少一定要記住，這錄的結果就等同病歷般的效果，不能洩露給其他人知道。

　　當然有醫師會問，既然錄影（音）的效果等同病歷需保密，衛福部何不發個函釋說，診間錄音、錄影的影音資料等同病歷，而且影音資料保存、使用必須比照病歷，不就天下太平了嗎？一來直接解決錄影（音）適法性問題，二來解決醫師舉證問題，為何衛福部不這樣做呢？這是個好問題及好建議，但答案恐怕只有衛福部才知道。

　　總之，根據衛福部函釋第一點，先不管院所或
醫師為何錄，反正只要錄了，就是比照病歷，不准無
故洩漏。所以院所及醫師要切記，只要你真的有錄，
除非面對醫療糾紛不得已時需要提出當證據，否則沒
事不要播給別人聽、放給別人看，這樣就不會違反
《醫療法》與衛福部的規定。

 老鄧給個說法

▶▶ 了解規範，但不就範

　　衛福部雖然有規範，但當醫師以「保密不漏一定
要」、「能得同意是最好」、「只錄彼此沒煩惱」、「錄
音爭議比較少」四項原則來因應，就可以不需就範。

▶▶ 保密不漏一定要

　　其實不管是否有錄音（影），醫師對於病人健康
資訊本來依法就不能隨便洩漏。反過來說，也就是如

果你真的錄了，衛福部首先在意及主張的不是討論你可不可以錄，而是病人的病情或健康資訊有沒有被洩漏。所以只要你有錄，除非是要拿出來作為保護自己的證據，否則請記得，絕對不要隨便洩漏給任何人。

④ 了解規範，但不就範（二）：
能得同意是最好

未得同意的錄音真的會怎樣嗎？

案例

　　病人 D 前往某醫院心臟內科掛 A 醫師門診，
仔細詢問有關因自己心血管可能堵塞，而需接受
心導管手術包括危險性、風險及其他可能併發症
等相關事宜。經 A 醫師詳細解說後，病人 D 表
示將回去與太太商量後再做最後決定，當他要離
開診間時，發現 A 醫師胸前有配戴錄音筆，病人
D 突然很激動大聲向 A 醫師說：「你沒得到我的
同意就錄音，你違反《個資法》。」

分析與討論

　　為了避免診療時發生醫療糾紛，而陷入被要求證明自己沒有錯的舉證困境中，不少醫師會在診間使用監錄設備、錄音筆等等所謂的行醫記錄器來保存證據，以免萬一發生醫療糾紛時，有理說不清。有關這部分的錄影（音）最常聽到的問題便是，「院所或醫師錄之前必須先得到病人同意，如果沒有，可能有違法之虞」這類的話，而院所或醫師也因為常聽到這類話，所以很多人便都不敢錄。不過奇怪的是，從沒聽過社會上哪個團體主張，病人錄之前應該先得到醫師同意，否則不該錄。

　　有關診療時以「行醫記錄器」等裝置記錄影（音）的行為，應先得到病人同意的法源依據，最主要依據《個人資料保護法》（以下簡稱《個資法》）。法務部與衛福部的函釋都有提到，除法律或法律具體明確授權之法規命令另有規定外，院所或醫師錄下與病人診間對話的影音紀錄，依照《個資法》第6條，

需經病人書面同意。這兩個部的函釋都只提到依法需要得到病人書面同意才能錄，看起來的確也是如此，也就是如果未經病人同意，一錄似乎就違法，而醫師最怕違法，於是造成很多院所或醫師看到這函釋，便更不太敢錄。

沒錯，沒得到病人同意的診間錄影（音）的確違反了《個資法》的規定，但是未遵守法律的規定時，一般人最怕的是什麼，當然是罰則，特別是刑責。沒有罰則的法規，就只是宣示性的法律，有沒有遵守對自己影響便有限。104 年 12 月 30 日前的《個資法》，的確對於未經同意的錄影（音）的行為，如果有造成他人損害，便可能需面臨兩年以下的刑責。但是，104 年 12 月 30 日後的《個資法》修正了此條文，修正後條文規定，此未得同意的錄影（音），雖然違反《個資法》規定，但必需是錄的人（醫師）有圖利自己或讓第三人獲得不法利益，或因此錄影（音）損害他人之利益，才有可能需面臨五年以下刑責追究。

舉例來說，如果某名人前來診所就診，醫師未獲

病人同意在診間錄影，之後醫師把這資料送給某週刊，或者是把它賣給某日報圖利醫師自己，造成該名人利益的損害，這時才會有被《個資法》刑責追究的可能。否則就算醫師真的未取得病人同意，並且錄下與病人間的影（音），雖然違反《個資法》，但若只是拿來當做在醫療訴訟或爭議中，證明自己清白的證據，也沒有涉及圖利或損害他人利益，便不會因違反《個資法》中需經病人同意的規定，而被刑責追究。也就是說，能遵守《個資法》規定當然是最好，但有鑑於今日的醫療氛圍，醫師為保護自己而錄影（音），雖未遵守法令規範，但只要無涉及利益問題，便與《個資法》中刑責無關。

 ## 老鄧給個說法

▶▶ 能得同意是最好

理論上，不管病人或醫師，當彼此需要錄下對方的影音時，能先告知對方並獲得對方同意再錄是最理

想的。而衛福部公告的「醫療機構醫療隱私維護規範」，也提到醫病任一方如需錄音或錄影，均應先徵得對方同意。然而現實環境中，應該沒聽過病人要錄時，會先詢問醫師同不同意。此外衛福部這規範沒有罰則，不管醫師或病人，就算沒得對方同意的錄影（音），衛福部都罰不到醫師，更不要說罰病人了。

▶▶不為利益沒煩惱

　　未得對方同意之錄影（音）衛福部罰不到，但還是有《個資法》適用問題。未得同意的診間錄影（音）雖然違反《個資法》的規定，但只要沒有利益或圖利問題，也就是當院所或醫師錄完後，除了日後因醫療爭議或訴訟時需提出當證據外，只要善加保存，不任意洩漏他人，《個資法》的相關刑責也不會與你發生關係。

了解規範，但不就範（三）：只錄彼此沒煩惱

錄了就會觸犯《刑法》妨害祕密罪嗎？

案例

　　病人 C 想追求韓星淨白無瑕的肌膚，於是前往甲醫美診所向 A 醫師諮詢，經 A 醫師說明後，病人 C 決定選擇費用較低、波長較短的淨膚雷射來美白。雖然 A 醫師術前已告知病人 C 術後傷口護理上較麻煩，且約有一半以上的機率可能發生術後反黑，而且萬一發生，恢復期也可能較長。

　　結果很不幸的，病人 C 果真發生手術部位發黑現象，於是多次前往診所大鬧，並說早知會變黑她就不要做了，並要求退費及 100 萬賠償。此時 A 醫師則提出之前的錄音對話，表示施作之前

就已告知病人 C 種種可能狀況，病人 C 當場傻眼，於是改口說醫師未經她同意錄音，要告 A 醫師妨害祕密罪，A 醫師則笑笑的說：「我沒違法，妳想告我妨害祕密罪，我沒意見。」

分析與討論

當醫師面對可能發生醫療爭議或糾紛的個案時，如果病歷有詳細記載其過程，或許能為自己爭取一些自衛的可能，但實務上應該不可能將每個病人就醫過程鉅細靡遺記載下來。當醫師面對病人開始有質疑或懷疑時，就會想要保護自己，其中最簡單的方法便是錄音。不管是用手機或用錄音筆，但許多醫師也會擔心在診療過程進行錄音蒐集與病人對話的行為，會不會違反《刑法》第 315 條之 1 的妨害祕密罪。

▶▶ 有關《刑法》第 315 條之 1 的妨害祕密罪

違反《刑法》第 315 條之 1 的罪責是三年以下有

期徒刑、拘役或三十萬元以下罰金。而與「行醫記錄器」最有關的是本條的第二款，「二、無故以錄音、照相、錄影或電磁紀錄竊錄他人非公開之活動、言論、談話或身體隱私部位者。」

法務部與衛福部函釋也一直強調這款條文，但如果再仔細研究函釋，會發現兩部會講了老半天，卻一直沒肯定的說，醫師未得病人同意所錄下醫師跟病人的影音資料是違反妨害祕密罪的，而只說在診療過程逕行以隨身錄音筆、針孔攝影錄音、錄影之行為，是否構成《刑法》第315條之1妨害祕密罪，還要依具體個案判斷其行為是否有「正當理由」而定。

法務部認為，當醫師就算私錄了與病人間的對話，只要有正當理由，就不算違反此條的規定。為何法務部不敢直接說錄的醫師違法，因為要違反此款條文，必須符合兩個重要要件——「無故」與「他人」，才能斷定醫師觸犯此條。由於醫師往往沒有深究，一看法務部的函釋，直覺好像不能錄，一錄就會犯法，甚至還可能面臨三年以下有期徒刑。

但真的是如此嗎？當然不是。法務部也知道，診間醫師為保存紀錄或證據而錄下與病人之間影（音）資料的行為，根本不會違反這條，只是法務部不敢明講，原因就在於法條中，「他人」及「無故」兩個要件，特別是「無故」。

▶▶「他人」是指誰？

你、我、他，因此所謂「他人」，是指行為人以外（也就是非相對之人）之他人，翻成白話文就是說，只要錄的人是彼此對話中的兩人之一，也就是彼此錄彼此的對話或影像，而不是由第三人錄影（音）的話，就不符合這條文「他人」的要件，這也是法務部為何只提「有無正當理由」，而不提「他人」這要件的原因，因為醫師錄病人或病人錄醫師，都是當事人雙方，根本可以不用討論「他人」這個要件。

也許有人問，這條不是妨害祕密罪嗎？為何在此條文中法律可以容忍一方錄下對方的對話？因為祕密是相對的概念，如果對方是跟自己對話，就雙方而

言，就不是祕密，因此為了蒐證而錄下自己與對方的對話，不論對方是否知情，都不會構成妨害祕密罪。

▶▶什麼是「無故」？

「無故」就是法務部函釋中一直提到的「有無正當理由」。所謂「無故」，即指無正當理由，例如無法律的授權或依據者。法務部函釋指出，所謂正當理由，不以法律明文規定者為限，習慣上或道義上所許可，而無背於公序良俗者。

因此當不管病人或是醫師私下錄下彼此影像或對話時，其所持理由不論是為保存證據，或者是為怕聽不清楚回家可再讀取確認，基本上都是屬於習慣上或道義上所許可，而無背於公序良俗。換句話說，就診時彼此所為錄影（音）的行為，只要不是為了窺視而偷錄病人私密部位等習慣上或道義上所不許可，或違背公序良俗的動機，基本上都屬於「有故」，不是「無故」，因此也不會違反該款條文。

老鄧給個說法

▶▶「有故」最重要

法務部一直提到，所謂醫師在診療過程使用「行醫記錄器」或者以隨身錄音筆、針孔攝影錄音、錄影的行為，有無觸犯《刑法》妨害祕密罪，主要是以「有無正當理由」來判定，因此只要醫師是為了保留就診相關資訊，或為保護自己免於莫名醫療糾紛，而非違反善良風俗，皆屬「有正當理由」。這也就是法務部不敢明講的，這類的錄影（音）其實是不會違反妨害祕密罪的。

▶▶只錄彼此剛剛好

當彼此錄下交談時的影音，只要是雙方針對彼此之間的對話或影像所為之錄影（音）行為，不管你錄對方或對方錄你，便符合所謂非「他人」的要件，所以只要是錄彼此，「他人」這個要件就與你無關。

▶▶診療想錄沒煩惱

只要是診療之間所為錄影（音）之行為，除非是為了滿足私慾等違反善良風俗，否則單純為保留就診資料或證據的攝錄行為，雖然沒得對方同意，也與《刑法》妨害祕密罪無關，所以各位醫師真的不需要再擔心錄了後違反這條規定了。

6 了解規範，但不就範（四）：
錄音隱私爭議少

錄音與隱私之拉鋸

案例

　　中部某醫院一名 A 醫師，若遇到年輕貌美、
須做胸部觸診的女患者，就會從抽屜裡拿出一個
筆狀物品放在桌上；而他奇怪的行為引起護理人
員懷疑，向院方舉報。院方突擊 A 醫師的診間，
發現有錄影筆，A 醫師涉嫌偷拍患者的事才爆
發。A 醫師庭訊時承認偷拍，辯稱是為了教學用
途，檢警勘查錄影筆內所儲存的內容，發現有數
名女患者遭偷拍，當她們得知就診竟遭 A 醫師偷
拍，均憤怒的對 A 醫師提告。檢方考量 A 醫師
已承認持錄影筆偷拍女病患，認定他涉妨害祕密

的罪證明確，於是將他起訴。

 分析與討論

這個案例相信對許多醫師而言，會產生一些心理壓力，因為前面才剛提到只要錄彼此而且有正當理由的話，應該不會違反妨害祕密罪，而這案例，而不是抗辯自己是為教學用途的嗎？算是「有故」而不是「無故」啊，為何又被起訴了呢？到底怎麼錄爭議比較少，錄音還是錄音加錄影呢？以下將分兩個部分來討論此案例，一是到底怎樣算正當理由，二是錄音跟錄影對於隱私權的影響，到底哪個爭議比較少。

▶▶ 怎樣算正當理由？

在前文有提到，只要醫師不是「無故」錄下與病人看診時的影音，便不會觸犯妨害祕密罪，而所謂正當理由是指，習慣上或道義上所許可，無背於公序良俗者。

案例中這位 A 醫師自己提出的理由是「教學用途」，乍聽起來蠻符合「正當理由」的條件，問題是醫師必須舉證自己是用在教學上，如果是選擇性偷錄，加上針對特定部位拍攝，特別是有關病人隱私部位的話，想要以「正當理由」說服檢察官或法官，應該是緣木求魚吧。

▶▶ 錄音 vs 錄影

錄音跟錄影最大的差別是影像，而影像最大的爭議點就在隱私權侵犯程度。

▶▶ 《憲法》與醫療法規對隱私權的保障

大法官曾經解釋，「維護人性尊嚴與尊重人格自由發展，乃自由民主憲政秩序之核心價值。隱私權雖非《憲法》明文列舉之權利，惟基於人性尊嚴與個人主體性之維護及人格發展之完整，並為保障個人生活私密領域免於他人侵擾及個人資料之自主控制，隱私權乃為不可或缺之基本權利，而受《憲法》第 22 條

所保障」。

但是《憲法》對資訊隱私權的保障並非絕對，而是仍應該受到比例原則，即適當性、必要性、比例性的標準檢驗。這也是為何對於妨害祕密罪而言，照理被錄對方的隱私權的確被侵犯，但法律為何還是在一定條件下，接受這類錄影音是合法的原因。

醫療法規對病人隱私權的保障一直是非常重視的，例如規定病歷資料不可隨便外洩等，違反也有罰則，衛福部更於104年1月30日將原先「門診醫療隱私維護規範」修訂為「醫療機構醫療隱私維護規範」，也就是將醫療隱私權維護規範從原本的「門診」擴大為「全院」適用，並且要求醫療機構對於隱私權保護措施應訂立出具體規定供人員遵守，確保就醫民眾的醫療隱私權益。

雖然該規範要求診療過程中，醫病任一方如需錄音或錄影，均應先徵得對方同意，但如果真的違反，除非病人自己感覺隱私權受侵害，想依《民法》第195條非財產上損害賠償請求權，提出民事告訴。否

則並非一違反該規範，就直接受到處罰。

▶▶隱私爭議高的科別避免錄影

因此當醫師決定使用「行醫紀錄器」記錄病人就醫過程時，雖然可能不會觸犯妨害祕密罪，但有些涉及隱私較大的科別，的確影像對於病人隱私權的侵犯是比較可能出現爭議的，例如，婦產科、整形外科或者急診等。如果醫師不把影像隨便外洩，也許病人不見得知道，但是為了避免不必要的爭議，老鄧認為錄音的隱私爭議比較少，但如果真的要影音一起錄，起碼這些隱私爭議高的科別盡量避免，以免徒增不必要的麻煩。

 老鄧給個說法

▶▶錄音隱私爭議少

對於隱私權的侵犯程度，錄音絕對遠小於錄影，特別是對於某些隱私保護需要特別強的科別，為了能

把錄影（音）的行為所造成隱私權爭議降到最低的程度，老鄧真的認為錄音遠比錄影好。

▶▶ 因噎廢食不必要

隱私權問題在現今社會雖被廣泛討論及主張，但它不是無限上綱到讓醫師不能去做一些保護自己的行動。相較於無窮無盡的醫療糾紛與訴訟，如果因為錄下自己與病人的對話，而讓自己有理有據、免於百口莫辯的窘境，其正面效果及效益遠大於錄音隱私權的爭議，此時醫師真的不需因噎廢食。

另外當病人提出的醫療告訴跟醫師所錄的內容不符，甚至完全相反時，說不定醫師還有機會可以告病人故意誣告，雖然誣告罪不容易成立，但提出告訴本是種手段。此時就算病人真的要提告民事隱私權被侵犯（其實大可不用擔心，一來這種案例實在太少太少，二來病人如果提告，醫師也可以提告，因為通常病人一定也有錄），醫師其實也不用擔憂，因為我們最需要的是這件爭議的醫療正義與事實真相。相較於

醫療訴訟，萬一真的有隱私權的民事訴訟，後者真的微不足道，因為當醫師錄影（音）的代價用在應付病人醫療訴訟時，絕對比這隱私權民事訴訟的代價，超值數百倍。錄吧，錄吧，不錄，你一定會 blue。

7 未得同意所錄的影音可當作證據嗎？

案例

　　病人 C 在丙診所花了 50 萬元由 A 醫師進行下全口重建植牙手術，但因不滿使用效果，除要求退費外，還多次糾眾前往診所鬧事，並在診間口出惡言，涉嫌恐嚇 A 醫師，讓 A 醫師心生畏懼。由於丙診所除在候診室裝設監錄設備外，診間也有裝設，便將病人 C 及其友人的惡形惡狀言行錄下，向檢察官控告 C 等涉及恐嚇。C 聽聞後哈哈大笑說：「你在騙人不懂法律喔，你這未得我同意的錄影，法院是不會接受當作是證據的啦。」此時 A 醫師回覆：「有用沒用，上法院才知道。」

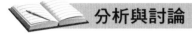

分析與討論

有關診間未得同意的錄影（音）這件事，在前面幾章已有說明，基本上只要不是「無故」以及錄的是彼此，就不會有《刑法》妨害祕密罪的問題。但是還有一個問題，這種未得同意所錄下的資料，到底可不可以當作法庭上的證據呢？答案是「可以」，因為只要符合以下兩要件，就可以被法院當作證據。

▶▶ 要錄到自己

請記得，《刑法》妨害祕密罪的前提有一個是「他人」，也就是萬一醫師錄的不是彼此而是第三人的話，就會有違反這條的可能。因此當要提出所錄下的影音檔當證據時，特別是錄音檔，一定要記得錄音檔裡面必需有你們兩人的對話，特別是自己的聲音。如果只有對方的影音，就必須證明錄的是你們彼此的對話，而不是你偷錄對方與他人的對話。

▶▶沒觸犯妨害祕密罪

只要醫師所錄下的影（音）資料，確定沒有違反妨害祕密罪的規定，目前連最高法院都肯定這類私人自行取證的證據能力，也就是說你所錄的證據可以在法庭上使用，只是這項證據法官要採信及利用到何種程度，則是依法官的心證及職權。

那麼，在檢察官的偵辦階段提出影音證據有用嗎？當醫師面對病人在檢察官面前提出一堆真假難辨的指控時，通常會一陣慌亂的回想與病人相遇、相知、相襲的過程，但通常能記起的相當有限，萬一病歷更是一篇篇簡陋的記載，真的會讓人欲哭無淚。此時若有當初錄下與病人對話的影音資料，趕緊調出來一看，萬一病人的指控與事實相差太大，當然立馬交給檢察官當作證明自己的鐵證。但這時又不免會擔心，不知檢察官是否相信這證據。

其實，只要提得出真實證據，不管檢察官之後是否會將這份證據隨卷附上給法官，只要檢察官聽到與

病人陳述幾乎完全相反的錄音檔時，心中一定會有屬
於他自己的心證出現。醫師能提出這份證據，絕對會
影響檢察官決定要不要起訴的定見，所以說有錄才會
安。

　　最後再舉個例子，這是一位病人在檢察官面前的
真實陳述，「牙醫師並未求證就打麻醉針拔牙，拔牙
時很痛，他在我不舒服、意識不清時拿同意書給我
簽。」請問如果你是那位牙醫師，你如何在檢察官面
前證明自己清白，用病歷、記憶、回憶還是助理證
詞？結果這位牙醫師因為拔牙時全程錄影，經檢察官
勘驗該錄影光碟，發現病人是先簽同意書後，牙醫師
才進行拔牙，且過程平和，病人並無痛苦或意識不清
的情形，因此檢察官就對這位牙醫師予以不起訴處
分。

　　諸如此類睜眼說瞎話的案例真的不少，這位病人
後來還再議（再提一次告訴），病人說：「牙醫師所
提供的光碟是否當天上午錄的或剪接來的，因偵查庭
未播放，我（病人）無法相信，且從影片可以看出是

先拔牙再簽字。因我身體不適，拔兩次都拔不下來，於是牙醫師叫我在躺椅上休息 10 分鐘，到第三次拔牙，牙齒活生生被誤拔下來，我當場抗議拔錯牙，要有這些畫面的光碟才是真的！不起訴處分書說我先簽同意書再拔牙，是錯誤的。」

即使有影片都還可以這樣瞎扯，萬一沒有這影片，換成是你，要如何讓自己平安脫身？由此可知錄影（音）的重要性。

老鄧給個說法

▶▶ 錄對話，不是錄對方

診間錄影（音）的資料如果想當作法院證據，一定要注意得錄到彼此對話，而不是只錄到對方，如此錄的動作才不會被認為可能觸犯妨害祕密罪。當沒有違反妨害祕密罪時，這份未得同意的診間影音資料，才可當作呈堂證供。

▶▶沒違反妨害祕密罪的錄音，就是證據

只要錄的是彼此，而且有錄到彼此，加上所錄的
內容為就醫過程，也就不是無故，那麼法院會接受該
影音資料為證據的一部分，至於法官要用多少，則屬
於法官的職權。

▶▶有錄才會安

這年頭睜眼說瞎話的人很多，睜眼聽瞎話的更
多，怎麼讓自己能在此環境中安穩行醫，錄影（音），
特別是錄音，絕對是現今醫療生態中安全存活的必要
選擇。有錄才能心安，有錄才有機會保自己平安。

怎麼錄？個別錄 vs 全都錄

案例

　　病人 C 在丁整形外科診所，由 A 醫師進行割雙眼皮整形手術後，一直覺得自己不僅沒有變得更漂亮，反而因為術後兩眼大小不一還更醜，於是除了頻頻打電話到丁診所要求 A 醫師出面善後外，更是天天前往丁診所抗議及要求賠償。A 醫師最後出面與病人 C 溝通，經過多次協商終於敲定後續處理方式。

　　沒想到最後即將達成協議前，病人 C 又指稱 A 醫師前幾次協商時承認是自己疏失，所以答應病人 C 要加贈五次免費美白療程，但遭 A 醫師否認，C 說自己手上有從第一次來診所到目前

（包括電話）的錄音，如果醫師不答應，那就法院見。

此時對於 A 醫師最大的困擾，不是手術部分是否有疏失，這部分他很有信心，而是他根本忘記之前到底跟病人說了哪些話，還是說錯了哪些話，承諾了哪些內容？早知道當初該聽朋友的建議一開始就錄音的，就不會發生這些煩惱了？

分析與討論

透過前面幾章的說明，相信敢錄、願意錄的醫師應該越來越多了。但當你想錄、敢錄的時候，好像又會出現另一堆疑問，到底用什麼裝置錄最適合？真要錄了，是要通案錄還是個案錄比較好呢？

▶▶ 要怎麼錄？

(1) 錄影，錄影加錄音

一般院所在櫃檯上方、候診間等公共空間，會裝

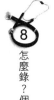

置監控設備，有的甚至能直接收音。但需注意，這類有裝置收音的監控設備，因麥克風距離遠的關係，錄音效果普遍不理想。特別是在櫃檯的部分，針對病人的收費問題或諮詢過程有錄音需求時，不建議只靠此類裝置，還是需要純錄音裝置。

有些醫師希望保存證據資料更完整，也會在診間設置錄影設備或所謂的行醫記錄器，直接側錄病人就醫過程影音。但對於有些隱私爭議大的科別，畢竟影像保存、隱私侵犯的範圍及嚴重性，較單純語音的存錄更為複雜，且爭議性更大，因此如非情況特殊，除了一般較無隱私爭議科別外，實不建議錄影。

(2) 純錄音

這是老鄧最推薦的方式，特別是在診間與病人互動時候，一來隱私侵犯少，二來又可清楚錄下所有對話。可使用的工具包括手機、錄音筆或電話答錄機。

現在大多數人身上都有智慧型手機，在看診有需要時用手機錄音最方便，也最省事，不需額外購買其

他設備。而錄音筆有著體積小、容量多、待機長的特色，最適合通案錄，也就是從開診錄到門診結束。

當病人是以打電話來詢問或爭執時，用手機要錄下與對方的談話並不容易，錄音筆也難派上用場，這時可盡量使用加裝電話答錄機的室內電話，以方便錄下與病人的對話。老鄧強力建議，診所的電話一定要加裝答錄機，絕對可以替自己省下很多麻煩。

▶▶ 全都錄 vs 個案錄

(1) 全都錄

為了預防及避免醫療糾紛，甚至擔心家屬會設計對話內容，藉羞辱、挑釁等刺激醫師的情緒反應，或者設計與醫護人員間的對話，製造矛盾與衝突，營造有利於他們的事件假象再趁機錄音。因此不少醫生會在診間從門診開始至結束，直接使用監視器、祕錄器、甚至針孔攝影機等所謂「行醫記錄器」、從頭錄到尾，為自己預先保存證據，避免萬一發生醫療糾紛時，有理說不清。

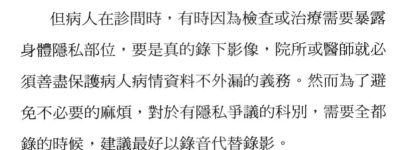

　　但病人在診間時，有時因為檢查或治療需要暴露身體隱私部位，要是真的錄下影像，院所或醫師就必須善盡保護病人病情資料不外漏的義務。然而為了避免不必要的麻煩，對於有隱私爭議的科別，需要全都錄的時候，建議最好以錄音代替錄影。

(2) 個案錄

　　相對於通案錄，個案錄則是依照醫師自己評估是否需要，來決定何時開始錄。醫師面對可能有醫療爭議或糾紛的個案時，如果病歷詳細記載其過程，或許能為自己爭取一些保障，但臨床上應該很少醫師可以做得到。

　　當醫師面對病人開始心生質疑或懷疑，或者認為病人就診目的似乎不單純為看診，此時便是啟動自我保護而考慮蒐集相關證據或資訊的時機。其中最簡單的方法就是錄音，不管用手機或用錄音筆，不論病人是否看到或知情，對於醫師診療過程中為自保所進行錄音的蒐集行為，如前文提過的，就算未告知也不會

違反妨害祕密罪。當然，如果醫師願意事先告知病人
的話，也許會更好。

 ## 老鄧給個說法

▶▶錄到用時方恨少

　　人算不如天算，天算不如有心人謀算，不需要鐵
齒，這不是道德感的問題，而是身為醫師的無奈課題。
當社會上充斥著一堆睜眼說瞎話的人及一堆社會正義
不存的現象時，既然病人可以錄，為何要勸說醫師不
能錄？我相信，如果能有單純為病人服務的環境，應
該沒有醫師願意把時間與力氣花在錄音錄影上。然
而，在現實惡劣的醫療環境還沒得到改善之前，要為
自己預先保存證據，千萬不要錄到用時方恨少。

▶▶錄音隱私爭議少

　　在醫療環境中，仍有許多隱私必須受到保護與尊
重的地方，醫師在自我保護與隱私權爭議的拉鋸之

8

怎麼錄？個別錄 vs 全都錄

中，如果真要取得平衡點，錄音是最適當的行為，不僅可以錄到醫師所需的資訊，還可迴避隱私爭議的環節，所以老鄧一直認為，「錄音真比錄影好，隱私爭議沒煩惱」。

234

9

病人堅持要邊看邊拍或邊錄，
你可以怎麼做？

案例

　　媽媽Ｂ因三歲女兒Ｃ蛀牙，前往知名Ｑ牙
醫診所就醫，並由Ａ醫師負責處理。Ｂ想說這是
女兒第一次看牙，要幫她留下人生的美好紀念。
於是從一開始就診便由爸爸Ｄ全程以手機錄影，
此外Ｂ還不時搶拍寶貝女兒看牙的珍貴畫面。剛
開始Ａ醫師還沒發現Ｄ以手機錄影，直到Ｂ以
手機拍攝女兒就診照片時，Ａ醫師才發現Ｂ在明
拍及Ｄ在明錄，因此要求他們兩位立即停止拍攝
動作。Ｂ則請Ａ醫師要有同理心，小孩第一次看
牙，希望幫她留下紀錄與回憶，於是Ａ醫師只好
心不甘情不願的讓他們繼續拍攝。

分析與討論

前面幾章幾乎都在討論私錄，也就是未得對方同意的錄影（音）到底可不可行，此時醫病之間彼此被錄可能並不知情，所以沒有拒絕的機會。但這篇則是要來討論一下，當面對病人坦蕩蕩的明（公開）錄，甚至直播整個就醫過程，病人所持理由可能是要幫小孩留下回憶，或者是為了要在整段醫療過程中蒐證，醫師這時要如何處理，才能順利完成診治並保護自己。

網路上有人分享某檢察官就這類事件的意見，「醫師在執行醫療過程中，如果有病患家屬使用手機搜集證據，醫師及助理可以予以禁止。如果家屬不予理會繼續進行拍攝，醫師可以停止醫療工作，待病患及家屬配合。」就診間治療過程病人或其親友「公然拍攝」這部分，老鄧贊同該檢察官的論點，但有以下補充：

▶▶ 診所可以不同意病人拍攝的理由

(1) 衛福部在「醫療機構醫療隱私維護規範」中明確指出，病人就診時，應確實隔離其他不相關人員；於診療過程，醫病雙方如需錄音或錄影，應先徵得對方之同意，故院所有權不同意。

(2) 如拍攝到醫師，涉及醫護人員個人隱私權，故可拒絕之。

(3) 如拍攝到其他候診病人或病人資訊（例如許多診所都有大螢幕電視顯示病人就診資訊及資料），涉及醫療院所有不得隨意洩露病人資訊之法律義務，故絕對禁止之。

(4) 就算只拍攝到病人本人，未拍攝到其他人，因醫療機構及其人員因業務而知悉或持有病人病情或健康資訊，有不得無故洩露之義務，由家屬、朋友第三人拍攝，院所並無法禁止或知曉他們是否會另作他用，故仍以此理由禁止及拒絕拍攝。

(5) 法既無明確規定不能自拍，但也沒規定不能

禁止自拍等拍攝行為，因此院所可自行規範適合診所之作業模式。

(6) 就醫療契約內容而言，其標的僅在為病人端診斷及處置病況，並未包括同意拍攝院所之所有處置過程，既非雙方合致之標的，院所便無履行之義務，故可拒絕之。

(7) 做人基本道理，唯「尊重」二字而已。

▶▶ 診所可以做的事

(1) 可事先於院所候診處等明顯處公告（掛號時可再提醒病人注意此公告），該院所屬空間，除事先已得該院同意外，一律禁止錄影（音）與拍照（當然病人如果是以偷錄的方式，就沒辦法啦），如經制止仍未停止，該院一律退掛及拒看，此時拒看的狀況，便非全民健保法所規定健保診所不得無故拒絕病人就診，因為已有公告，所以不是無故而是有故。

(2) 如院所未事先公告，病人或其親友就診時才拿出手機或相機拍照錄影，可以有以下兩種處理方

式：

　　a. 院所如願意，當然可同意其全程或部分拍攝，但也是在有條件下同意，例如可限制其拍攝範圍及內容，避免侵犯其他病人或醫療人員隱私。

　　b. 院所如不同意其拍攝，除告知禁止拍攝外，就如前述檢察官的意見，此時可暫停醫療行為，直到對方願意停止拍攝後，才繼續醫療行為。但如果拍攝者仍持續該行為，院所則可告知，如仍持續拍攝行為，除將終止目前之醫療處置外，並拒絕為其後續治療。

　　但請注意，就算欲暫停或終止治療，亦需幫病人處理至適合離開院所或轉診的暫時狀態（例如，被牙醫師動過的牙齒所鑽開之窩洞，需以暫時填補物填充後，方可讓病人離去），千萬不要治療至半途，一氣之下棄病人於不顧，只顧爭執，那就本末倒置，自找麻煩了。

老鄧給個說法

▶▶ 事前應先公告

為避免因未先告知院所醫療處置過程禁止錄影（音），而產生後續不必要的困擾或紛爭，院所應在掛號處或候診間公告禁止內容，並且可以事先提到，若堅持持續公開錄影（音），診所將退掛及拒絕診療處置。

▶▶ 事中善意溝通

當病人真的在診治過程仍公開拍攝時，此時不必馬上就勃然大怒驅趕病人，在了解病人拍攝目的後，如果是醫師自己可以接受的程度，或許可以同意有條件的拍攝，但如果真的無法接受，則可暫停治療表達自己的意志。若病人還是不願停止拍攝，則可以委婉告知將終止醫療處置。

▶▶事後不需惡言相向

　　為維持醫病關係和諧，針對此類問題，最好事前應告知、事中仍善意溝通，以及事後不需惡言相向。一切依法行事，卻不需得理不饒人，或許會讓原本的問題變得不再是個問題，而只是小插曲而已。

10

有錄不知誰死誰手，沒錄只能死於其口

案例

　　病人 Y 一個月前才去南部某醫學中心口腔部檢查完口腔狀況，雖然結果很好沒什麼需要處理，但是病人 Y 仍覺得右上小白齒的地方一直怪怪的，於是利用到中部出差的機會，順便到市區一家甲連鎖牙科診所再去確認看看。經甲診所 X 醫師檢查完後，告知右上第二小白齒有一點蛀牙並建議須填補，經病人 Y 同意後填補。沒想到一星期後，病人 Y 認為一個月前才檢查沒蛀牙，怎麼可能一個月後就產生蛀牙，而且 X 醫師並沒有讓他看到底哪裡蛀牙，於是到甲診所要求 6 萬元賠償，雙方多次協調無共識，於是病人 Y 至台中

地檢署按鈴申告 X 醫師業務過失傷害。

 分析與討論

今天如果這個案例換成是你被檢察官傳喚，你拿得出哪些證據來證明自己的清白嗎？

讓我們就從本書前文所提到的告知、病歷、錄影（音）的三個方式，依序來檢視看看 X 醫師面對病人 Y 所提出的爭議點，自己是否有能力可以不怕醫療糾紛。

(1) 告知

X 醫師提到，印象中他幫病人 Y 檢查後有告知牙齒蛀牙的狀況，並且有請病人 Y 拿起鏡子，指給病人 Y 看哪裡有蛀牙，哪裡需要補，病人 Y 聽完後也表示同意，他才填補。

(2) 病歷

X 醫師病歷上有記載，右上第二小臼齒經檢查

後，有下陷軟化狀態，故以複合樹脂材質填補。

(3) 錄影（音）

無。

現在換個角度，如果你是調處委員，聽了 X 醫師的說明後，雖然看到病歷的確有記載該顆牙呈現蛀牙狀態，但會不會覺得還缺少了什麼？沒錯，就是 X 醫師雖然一直堅稱自己有告知，但他用什麼來證明自己有告知，因為當 X 醫師說了老半天的故事，如果拿不出證據可以證明自己敘述為真時，對裁判者而言，那就只是故事。

X 醫師當然知道要拿出證據，才能證明自己告知的部分敘述是真的，但為何沒有其他證據呢？其實甲連鎖牙科診所當初是有錄影錄音的，只是老闆擔心被病人檢舉錄影不合法，所以不肯拿出來給 X 醫師在調處或談判時使用，直到 X 醫師要被檢察官傳訊前，終於在律師說明後，才願意交出錄影檔案給 X 醫師使用。

　　X 醫師在被檢察官傳喚到地檢署說明案情時，除將之前 (1) 告知及 (2) 病歷部分再說明一次外，同時補上 (3) 錄影錄音文字稿部分，並將影音檔當庭播放給檢察官看，果然證明了原先 X 醫師所說為真。此外，透過錄影還發現 X 醫師不僅事前有告知及拿鏡子給病人 Y 確認，補完後又拿鏡子給病人 Y 再確認一次。最後終於真相大白，於是檢察官給予 X 醫師不起訴處分。

　　透過本例，可以再一次確認，「告知」、「病歷」及「錄音」這三件事，依序彼此環環相扣，相互支援。就是因為醫師自己不知會在哪一塊有所疏漏，所以一定隨時提醒自己，做對這三件事，才能不怕醫療糾紛，也才有機會讓醫病關係更穩定。

 老鄧給個說法

▶▶ 有錄不知誰死誰手

　　以牙醫師為例，補牙幾乎是每天、每週、每月、

每年，經常重複一直做的事情，但應該很少人會把補顆蛀牙，都將告知同意過程記載在病歷上，但只因為病人事後自己認為（還是故意認為）沒被告知、沒讓他同意，於是掀起這 6 萬元波瀾。也許許多正義之士會大聲呼籲，告知同意本來就是醫師的義務，病人覺得沒被告知及獲得同意，醫師當然就應該證明自己有說有做到。

這種論點乍聽之下真的是再正確不過的。沒錯，告知的用意是為讓病人了解自己的狀況，如果真的沒有告知當然是醫師要負責，但如果醫師真的有告知，而病人卻故意說沒告知，濫用司法資源遂行一己之利，則就有可議之處，且實不可取。如果非要把醫療生態變成這樣，那麼診間錄影（音）也不過是剛剛好而已。因為一旦真的發生誣告，要由誰來保護醫師呢？當然只有醫師自己，因為「有錄才能不知誰死誰手」。

▶▶沒錄只能死於其口

面對現今「告人是生態，被告是常態」的醫療環

境，醫師有犯錯，本就應該接受法律制裁，但社會上常見的現象卻是，睜眼說瞎話的病人真的越來越多，讓醫師除了忙著在醫院看診外，還得挪出時間來跑法院面對一場又一場莫名的醫療訴訟。

當法官要求醫師必須拿出證據證明自己時，除了病歷，還有什麼比錄影（音）能夠更直接的保護醫師自己呢？看看這個案例，沒有影音，真相將石沉大海；沒有影音，醫師只能哭，卻見病人笑，因為醫師沒錄真的只能死於病人之口。

國家圖書館出版品預行編目資料

做對三件事，不怕醫療糾紛、改善醫病關係 / 鄧政雄作. -- 初版. -- 臺
北市：商周, 城邦文化出版：家庭傳媒城邦分公司發行, 2018.02
　　面；　　公分

ISBN　978-986-477-405-0(平裝)

1.醫療糾紛 2.醫病關係

419.49　　　　　　　　　　　　　　　　　　　　107001029

做對三件事，不怕醫療糾紛、改善醫病關係

作　　　者／鄧政雄
責任編輯／程鳳儀

版　　　權／翁靜如、林心紅
行銷業務／林秀津、王瑜
總　編　輯／程鳳儀
總　經　理／彭之琬
事業群總經理／黃淑貞
發　行　人／何飛鵬

法律顧問／元禾法律事務所　王子文律師
出　　　版／商周出版
　　　　　　台北市中山區民生東路二段 141 號 4 樓
　　　　　　電話：(02) 2500-7008 傳真：(02) 2500-7759
　　　　　　E-mail：bwp.service@cite.com.tw
　　　　　　Blog：http://bwp25007008.pixnet.net/blog
發　　　行／英屬蓋曼群島商家庭傳媒股份有限公司城邦分公司
　　　　　　台北市中山區民生東路二段 141 號 2 樓
　　　　　　書虫客服服務專線：(02)2500-7718‧(02)2500-7719
　　　　　　24 小時傳真服務：(02)2500-1990‧(02)2500-1991
　　　　　　服務時間：週一至週五 09:30-12:00‧13:30-17:00
　　　　　　郵撥帳號：19863813　　戶名：書虫股份有限公司
　　　　　　讀者服務信箱 E-mail：service@readingclub.com.tw
　　　　　　歡迎光臨城邦讀書花園　　網址：www.cite.com.tw
香港發行所／城邦（香港）出版集團有限公司
　　　　　　香港灣仔駱克道 193 號東超商業中心 1 樓
　　　　　　Email：hkcite@biznetvigator.com
　　　　　　電話：(852)2508-6231　　傳真：(852)2578-9337
馬新發行所／城邦 (馬新) 出版集團 【Cite (M) Sdn. Bhd.】
　　　　　　41, Jalan Radin Anum, Bandar Baru Sri Petaling,
　　　　　　57000 Kuala Lumpur, Malaysia
　　　　　　電話：(603)90578822　　傳真：(603)90576622
　　　　　　Email：cite@cite.com.my

封面設計／徐璽設計工作室
電腦排版／唯翔工作室
印　　　刷／韋懋印刷事業有限公司
總　經　銷／聯合發行股份有限公司　電話：(02)2917-8022　傳真：(02)2911-0053
　　　　　　地址：新北市 231 新店區寶橋路 235 巷 6 弄 6 號 2 樓

■ 2018 年 2 月 7 日初版　　　　　　　　　　　　　Printed in Taiwan
■ 2023 年 10 月 24 日初版 4.3 刷

定價／ 390 元
ISBN　978-986-477-405-0